William Stillman

Autismus und die Verbundenheit mit Gott

Erkenntnisse über die hohe Spiritualität von Menschen mit Autismus

Aus dem Amerikanischen
von Rita Höner

AMRA

Titel der amerikanischen Originalausgabe:
Autism and the God Connection. Redefining the Autistic Experience through Extraordinary Accounts of Spiritual Giftedness

Deutscher Erstdruck im AMRA Verlag
Auf der Reitbahn 8, D-63452 Hanau
Hotline: +49 (0) 61 81 – 18 93 92
Service: Info@AmraVerlag.de

Herausgeber & Lektor	Michael Nagula
Einband & Satz	Günter Treppte
Druck	FINIDR s.r.o.

ISBN Printausgabe 978-3-939373-14-8
ISBN eBook 978-3-95447-075-4

Für Frank und Nora,
denen ich auf ewig zu Dank verpflichtet bin,
und für all jene,
die ihre Überzeugung und Unterstützung bewiesen
und so zu diesem Buch beigetragen haben –
ich danke euch.

Inhalt

Der Mensch ist ein Teil jenes Ganzen, das wir »Universum« nennen, ein Teil, der in Zeit und Raum begrenzt ist. Er erlebt sich selbst, seine Gedanken und Gefühle, als etwas vom Rest Getrenntes, als eine Art optische Täuschung … des Bewusstseins.
Diese Täuschung ist für uns eine Art Gefängnis, das uns auf unsere persönlichen Wünsche und die Zuneigung zu ein paar Personen begrenzt, die uns am nächsten sind. Es ist unsere Aufgabe, uns aus diesem Gefängnis zu befreien, indem wir den Kreis unseres Mitgefühls so ausdehnen, dass er alle lebenden Geschöpfe und die gesamte Natur in all ihrer Schönheit umfasst. Niemandem gelingt das ganz, aber schon das Anstreben dieses Ziels ist Teil der Befreiung und eine Grundlage für unsere innere Sicherheit.

– Albert Einstein

Einführung

Wenn Sie das vorliegende Buch lesen, gehören Sie offenbar zu jenen Menschen, die daran interessiert sind, mehr über Autismus zu erfahren. In den USA sind das laut einer Umfrage aus dem Jahr 2003 immerhin 71 Prozent. Wahrscheinlich haben Sie aber auch die sich häufenden Nachrichten gesehen oder gehört, die sich auf das Thema beziehen oder es sogar groß herausstellen. Vielleicht kennen Sie auch jemanden, der ein Kind mit Autismus hat – ein Freund, eine Kollegin, eine Bekannte, Sie selbst.

Wenn der Titel Ihre Aufmerksamkeit erregt hat, werden Sie mehr über Autismus und seine starken spirituellen Bezüge erfahren wollen. Vielleicht haben Sie diese göttliche Verbundenheit auch schon aus erster Hand erlebt? Oder Sie sind so aufgeschlossen, dass Sie aus einer ganz einmaligen Perspektive mehr über Autismus erfahren möchten. So ist es mir ergangen. Trotzdem war die Verinnerlichung des Ganzen eine überraschende Reise, die mich zu beruflichen und persönlichen Offenbarungen geführt hat.

Falls Sie mit Autismus nicht vertraut sind: Aus klinischer Sicht handelt es sich um eine neurologische Abweichung in der Vernetzung des Gehirns. Es ist nicht bekannt, dass es eine einzelne Ursache gäbe, wohl aber gibt es zahlreiche Theorien; die aktuelle Forschung konzentriert sich auf genetische und umweltspezifische Faktoren. (Noch 1997 präsentierte ein Lehrbuch zur Krankenpflege das alte Klischee, gleichgültige, »kalte« Mütter wären für die autistische Dissoziation ihrer Kinder verantwortlich!)

Autismus beeinträchtigt vor allem die Fähigkeit, effizient, verlässlich und universell verständlich zu kommunizieren. Das bedeutet, dass viele Betroffene entweder gar nicht sprechen oder ihre sprachlichen Fähigkeiten begrenzt sind. Das macht es ihnen schwer, die eigenen Wünsche, Bedürfnisse, Gedanken und Sehnsüchte zu äußern – was sich unweigerlich auf die Qualität der sozialen Beziehungen auswirkt. Die Schwierigkeit, soziale Beziehungen aufrechtzuerhalten, ist ein weiteres Kennzeichen der Diagnose »Autismus«.

Autismus wird auch diagnostiziert, wenn ausgeprägte Abweichungen der fein- und grobmotorischen Fertigkeiten vorliegen. Dazu gehören stereotype Verhaltensweisen, etwa das Vor- und Zurückwiegen des Körpers, das Kreisenlassen einer Stück Schnur, das ständige Aus- und Anknipsen eines Lichtschalters oder einfach die Unfähigkeit, sich koordiniert und geschickt zu bewegen. (Einige Personen mit Autismus haben vorgebracht, dass gewisse körperliche Auffälligkeiten nicht ihrem Willen unterliegen, wie anhaltendes unwillkürliches Zittern, Niesen oder Zucken.)

Autismus ist eine lebenslange Erfahrung und weder ansteckend noch heilbar. Er gehört ganz natürlich zum Wesen eines Menschen, genau wie seine Haarfarbe, die Pigmentierung seiner Haut und Eigenschaften, die er von seinen Ahnen vererbt bekam – Autismus ist so spezifisch und individuell wie jeder einzelne Mensch. Er spielt sich in einem breiten, sehr bunten Spektrum ab, das von Menschen, die *scheinbar* beträchtliche Handicaps aufweisen, bis zu solchen mit äußerst leichten Ausprägungen reicht.

Ich beispielsweise erkenne mich im Asperger-Syndrom wieder, vor allem wenn ich an meine Kindheit, meine Jugend und mein frühes Erwachsenenleben denke. Das Asperger-Syndrom wird in diesem breiten Spektrum derzeit als einer der »Vettern« des Autismus betrachtet. Es gilt als eine leichtere, hochfunktionale Form dieses Erlebens, und ich kann mich gut in Menschen mit dieser Diagnose einfühlen.

Alles, was ich bin

Für mich bedeutet Asperger die lebenslange Unfähigkeit, viele soziale Konventionen und Interaktionen auf die übliche Weise zu interpretieren, zum Beispiel Humor und versteckte Anspielungen in einem Gespräch. Ich interpretiere eher wörtlich und konkret. Manchmal gleicht das Ergebnis dem klassischen »Who's on First?«-Sketch des amerikanischen Komiker-Duos Abbott und Costello.

> *Hotelangestellte an der Rezeption beim Check-in:*
> »Ich wünsche Ihnen einen schönen Aufenthalt, Mr. Stillman. Ihr Zimmer ist hier – gleich neben mir, den Flur hinunter.«
> *Stillman (ungläubig):*
> »Sie meinen, Sie wohnen ebenfalls hier?«

Asperger bedeutet für mich auch, dass ich Themen, die mich persönlich begeistern, Beziehungen zu Menschen vorziehe. »Menschen« waren für mich immer so etwas wie eine Fremdsprache, die ich wie ein Tourist gerade so gut beherrschte, dass ich damit durchkam. (Wenn Sie beispielsweise, nachdem Ihnen jemand ein Glas H_2O gereicht hat, bemerken: »Sie machen gutes Wasser!«, bringt Ihnen das fast immer einen Lacher oder zumindest ein Lächeln ein.) Entsprechend haben mich andere oft übersehen, abgewertet oder missachtet, und bis zu einem gewissen Grad ist das heute noch der Fall.

Und letzten Endes ist – wie bei meinen Brüdern und Schwestern mit Autismus – mein gesamtes *Nervensystem* so feinfühlig, dass meine Emotionen und Sinne in einer Frequenz »schwingen«, die sich von jener der meisten anderen Menschen unterscheidet. Zum Beispiel war ich als Kind außergewöhnlich sensibel – extrem emotional. Ein melancholischer Liedtext wie der von *Puff the Magic Dragon* oder praktisch alles, was Peter, Paul & Mary sangen, konnte bei mir abgrundtiefe Depressionen auslösen.

Am Deutlichsten erinnere ich mich an ein entsprechendes und sehr befreiendes Kindheitserlebnis. Ich wurde in der episkopalen Kirche groß und im Alter von sechs Jahren einmal aus meiner Kirchenbank entfernt, weil ich unkontrolliert weinte. Ich hatte, von niemandem bemerkt, ein großartiges, herrliches Buntglasfenster mit der Kreuzigung angestarrt, und der Schmerz, den Christus durchgemacht haben muss, erfüllte mich mit tiefer Traurigkeit. Das fesselnde Mosaik dieses tristen Bildes prägte sich mir unauslöschlich ein. Und trotzdem kam es an einem bestimmten Punkt emotional und empathisch zu einer Loslösung.

Als kleiner Junge hatte ich oft das Gefühl eines Déjà-vu. Es drückte sich in der jähen Erkenntnis aus, dass ich das, was gerade geschah, genau so schon einmal erlebt hatte. Ich nahm auch aus den Augenwinkeln Bewegungen wahr und hatte prophetische Träume; einmal sah ich im Traum, wie ich zahllose Pennys vom Rasen vor unserem Haus aufhob, und am nächsten Tag tat ich genau das – und fragte mich dabei, wie um alles in der Welt die Münzen dorthin gekommen waren. Aber damals stand meine Familie unerklärlichen Möglichkeiten und Ereignissen bereits aufgeschlossen gegenüber.

Ich kann mich nicht an eine Zeit erinnern, in der mich die fantastische Handlung des *Zauberers von Oz* nicht unendlich fasziniert hätte, und so wurde dieses Musical auch zu meiner ersten großen Leidenschaft. Andere kindliche »Sub-Leidenschaften« tendierten zu ungewöhnlichen oder mystischen Themen, die auf Künftiges verwiesen. Zum Beispiel faszinierten mich die Wasserspeier an Kirchen und Kathedralen, die griechische Mythologie, besonders Perseus und Medusa, angeblich »echte« Monster wie der dem Yeti vergleichbare Bigfoot, Außerirdische und das Ungeheuer von Loch Ness oder Wonder Woman aus der beliebten gleichnamigen TV-Serie der Siebzigerjahre. Anders als die meisten Teenager meiner Zeit interessierte mich *Krieg der Sterne* kein bisschen, statt dessen zog mich der Realismus von *Unheimliche Begegnung der dritten Art an*. Auch Geschichten über Gespenster und das, was damals »das Okkulte« genannt wurde, faszinierten mich. Kompliziert wurde die Angelegenheit dadurch, dass in meiner Lektüre über ungewöhnliche Phänomene wie etwa außersinnliche Wahrnehmung *nirgends* auf Spiritualität oder einen wohlmeinenden Schöpfer Bezug genommen wurde. Das bestärkte mich in meiner Überzeugung, dass der Ursprung all dieser »Kräfte« unrein wäre.

Ich hatte immer das Gefühl, dass etwas oder *jemand* über mich wachte und mich beschützte, wenn es angebracht war. Ich sage, »wenn es angebracht war«, weil ich sicher nicht vor allen schädlichen oder betrüblichen Umständen in meinem Leben gefeit war und wegen meiner Andersartigkeit von klein auf tagtäglich Demütigungen durch meine Altersgenossen über mich ergehen lassen musste – in unterschiedlicher Form, verbal und physisch. Diese schlechte Behandlung hielt über weite Strecken meiner schulischen Laufbahn hinweg an. Heute weiß ich, dass meine »Erlösung« von solchen Erfahrungen den notwendigen Prozess verhindert hätte, aus diesen Erlebnissen zu lernen und durch sie zu wachsen. Letztlich machten sie mich stark.

Aber angesichts eines Selbstwertgefühls, das sich damals schnell in Luft auflöste, konnte ich die Lernchancen nicht erkennen, die sich hinter Häme und Schmutz verbargen. Als ich in diese trübe Phase eintauchte, war jede spirituelle Anbindung gestört, und ich verwarf genau das, was mich schützte.

Rückblickend war es ein ewiger Kampf zwischen einer »leichten«, guten, sprich spirituellen Seite und einer »dunklen«, bedrohlichen Seite, die sich aus Selbsthass speiste. Zum Glück hatte ich immer ein angeborenes Gefühl dafür, dass mein Leben einen Sinn hat – eine Vorahnung der Erkenntnis, dass ich der Welt etwas zu geben habe. Irgend etwas in mir sagte mir, dass alles irgendwie, irgendwann besser werden würde, wenn ich nur die schweren Zeiten überstand. Und als ich in meiner dunkelsten Stunde ein scharfes Rasiermesser betrachtete, verhinderte diese beschützende innere Stimme, dass ich mir mit sechzehn Jahren das Leben nahm.

Es ist tatsächlich nicht weiter ungewöhnlich, dass junge Erwachsene mit Autismus oder dem Asperger-Syndrom diesen finsteren Ort erreichen und Selbstmordgedanken hegen. Andere betäuben ihren Schmerz mit Drogen, Nikotin oder Alkohol. Eltern und Betreuer sollten deshalb sehr genau auf alle Symptome einer Depression und einer posttraumatischen Belastungsstörung achten.

Eine solide spirituelle Basis kann für jeden, der sich durch solche Zeiten kämpft, eine große Hilfe sein, aber als ich diesen riskanten Punkt erreichte, hatte ich praktisch keine Verbundenheit mit der Spiritualität. Das blieb auch meine ganze Jugend über und bis weit ins Erwachsenenalter hinein so – erst dann brachte ich mich bewusst in Harmonie mit einer authentischen Quelle. Ich entwickelte mich zur hellen Seite hin und ging gestärkt und siegreich aus diesem Prozess hervor. Dabei rechne ich es anderen Menschen mit Autismus hoch an, dass sie mir die Nahrung gaben, die mir Mut machte und Auftrieb verlieh. Doch darüber später mehr.

Spiritualität in der Gemeinschaft von Menschen mit Autismus

Ich berate jetzt schon seit Jahren speziell Teams, die vor der Herausforderung stehen, Menschen, die anders sind, beispielsweise Autisten, zu verstehen. Ich hatte bereits mit vielen autistischen Menschen zu tun, die spirituell brillant sind und eine Schönheit besitzen, die von innen heraus strahlt – es war, wenn Sie so wollen, ein gegenseitiges »Erkennen«.

Einige dieser Personen oder ihre Familien haben meine sofortige Wahrnehmung einer spirituellen Angebundenheit bestätigt. Ihre Geschichten haben unterstrichen, dass viele Personen mit Autismus eine gesteigerte Bewusstheit, eine angeborene Sanftheit und äußerste Sensibilität besitzen – sie haben die Fähigkeit, alles Sichtbare und Unsichtbare wahrzunehmen. Bei manchen nehmen diese Segnungen die Form »medialer Begabungen« an wie solcher, die ich als Kind durch eigene Erlebnisse und meine Lektüren kennen gelernt hatte oder für die ich offen war. Mir wurde von Fällen berichtet, bei denen der oder die Betreffende wusste, was jemand dachte, noch ehe es ausgesprochen wurde, oder es wurden zukünftige Ereignisse vorhergesagt, die tatsächlich eintraten, oder jemand hatte eine besondere, wortlos sich zeigende Verbundenheit mit Tieren. Wieder andere hatten Visionen von ihren Großeltern oder anderen geliebten Menschen, oder sie kommunizierten mit Engeln – Fähigkeiten, die scheinbar Heiligen und Propheten der Alten Welt vorbehalten waren.

Wenn ich so darüber nachdenke, stimmt diese Befähigung der Sinne zu einer höheren Schwingung mit der prägnanten, oft überwältigenden autistischen Sensibilität für das überein, was man sieht, riecht, schmeckt, berührt oder hört. Manche Personen mit Autismus reagieren sogar auf wetterbedingte Veränderungen der

Anzahl positiver Ionen – ein Vorgang, der als Serotonin-Stress-Reaktion bezeichnet wird und das Nervensystem des oder der Betreffenden völlig durcheinanderbringen kann. 2002 berichtete die amerikanische Academy of Neurology über Forschungen von Wissenschaftlern des Medical College in Georgia, der University of South Carolina und des Downtown VA Medical Center in Augusta/Georgia. Sie hatten computergenerierte Bilder des Gehirns von Menschen mit Autismus untersucht und festgestellt, dass kleinere, sich aber überdurchschnittlich reproduzierende Minikolumnen – eine Basiseinheit der Hirnzellenorganisation – jenem chronischen Übererregungszustand entsprachen, der vermutlich die Fähigkeit beeinträchtigt, zwischen konkurrierenden sensorischen Informationen zu unterscheiden.

Gleichzeitig mit der Wiederentdeckung meiner eigenen Spiritualität und kurz vor der 2002 erfolgten Veröffentlichung meines ersten Buches über das autistische Erleben fühlte ich mich gedrängt – oder besser, ich ergab mich dem »Sog« –, ein weiteres Buch in Angriff zu nehmen. Das neue Projekt sollte jene wenig bekannte Facette des Autismus zum Thema haben, die bisher weitgehend unter Verschluss gehalten, tot geschwiegen oder schlichtweg abgelehnt worden war. Herausgekommen ist das vorliegende Buch, das ausschließlich informieren und keine neuen Programme, Methoden oder Vermittlungsversuche propagieren will. Allerdings lädt es den Leser ein, alternative Möglichkeiten zu erwägen, denn es betrachtet Autismus auf vollkommen neue Weise.

Die klinische Autismus-Definition wird weder den Familien noch den Betroffenen gerecht. Leider verweist sie oft eher auf die Defizite, die man an sich wahrnimmt, als auf die eigenen Stärken, Begabungen und Fähigkeiten. Viele Eltern sagten mir, es wäre ein »Todesurteil« für sie, wenn ihr Kind die Diagnose »Autismus« erhielte. Einige sind extrem verbittert oder ärgern sich maßlos über den Autismus ihres Kindes und die verwirrenden und manchmal gewalttätigen Verhaltensweisen, die das nach sich ziehen kann. Dieser Bereich ist sehr verworren. Sehr häufig liegt der Schwerpunkt darauf, wie man Menschen mit Autismus in Hinblick auf Konformität und »Normalität« am besten »managt« und steuert, sodass das Offensichtliche häufig vergessen wird: die ungewöhnlichen und *kolossalen Gaben* von Menschen, die von Natur aus zart und ausnehmend feinfühlig sind.

Vor allem müssen wir das Klischee erschüttern, Menschen mit Autismus wären zwangsläufig intellektuell beeinträchtigt (das heißt, in ihrer geistigen Entwicklung zurückgeblieben), eben weil sie autistisch sind. Sollten Sie dieser Meinung sein, möchte ich Sie höflichst bitten, Ihre diesbezüglichen Vorbehalte abzulegen. Mein Mantra lautet: »Unterstellen Sie immer Intelligenz.« Ich möchte Sie auch ermutigen, sich intensiv um ein Verständnis des Autismus zu bemühen, und dazu auf mein Buch *Demystifying the Autistic Experience* verweisen. (Dieses Buch enthält auch weitere autobiographische Informationen für diejenigen unter Ihnen, die sich für meine Geschichte interessieren.)

Wenn man davon ausgeht, dass unsere Seelen auf der Reise zur spirituellen Vollkommenheit einen Weg des ewigen Lernens durchlaufen, mag es aus theologischer Sicht zutreffen, dass die Menschen, die in ihrem Leben vor den größten Herausforderungen stehen, zu den fortgeschrittensten Seelen zählen.

Angela, ein recht junges Mädchen mit autistischen Eigenschaften, bemerkte:

> Ich bete darum, dass der Himmel einen Plan für mein Leben hat.
> Gott liebt Menschen, die ein Leben führen wie ich.

Spirituell erhabene Seelen wie die von Angela haben es sich ausgesucht, in Zusammenarbeit mit einer Höheren Macht so gefordert zu werden. (Kein Wunder, dass Menschen mit Autismus oft die Analogie verwenden, sie würden sich wie Fremde auf einem unbekannten Planeten fühlen – der Abstand zwischen ihrem spirituellen Niveau und unserer irdischen Ebene ist riesig.)

Betrachten Sie einmal, auch wenn es sich nicht um Menschen mit Autismus handelt, die Triumphe von Helen Keller oder des jungen Matthew Stepanek, die sich über enorme Widrigkeiten hinwegsetzten. Die eine, 1880 geboren, seit ihrem zweiten Lebensjahr taub und blind, lernte mehrere Fremdsprachen, setzte sich – als

Schriftstellerin und Rednerin – für die Rechte der Schwarzen ein und erhielt später mehrere Ehrendoktor-Würden, unter anderem der Harvard University, der andere litt seit seiner Geburt an einer seltenen Form der Muskeldystrophie und wurde noch vor seinem Tod mit dreizehn Jahren im Jahre 2004 zu einem der erfolgreichsten amerikanischen Lyriker. Seine *Heartsongs*-Gedichtbände sind Ausdruck einer inneren Stimme, die liebevoll und sanft Matthews Wunsch nach Hoffnung und Frieden formuliert.

Auch wenn bei diesen beiden großartigen Menschen so viele Facetten menschlicher Geduld und Ausdauer gefordert waren, hatten ihre Seelen »das schon durchgemacht, das bereits erlebt«. Dr. Michael Newton erhärtet diese Behauptung in seinem Buch *Die Reisen der Seele*, indem er schreibt: »Weit fortgeschrittene Seelen findet man auf der Erde oft in einfachen Umständen.«

Ich vermute, dass viele solcher Menschen durch göttliche Eingriffe sehr beschützt sind, wenn sie uns hier auf der Erde belehren und beraten. Aber bitte missverstehen Sie mich nicht. Ich behaupte nicht, dass *alle* Personen mit Autismus multisensorische Fähigkeiten besitzen. Ich weiß nicht, ob es so ist. Allerdings habe ich die Erfahrung gemacht, dass dieses Thema überwältigend vielen dieser Menschen gemeinsam ist. Mit Blick auf Dr. Newtons Forschungen meine ich außerdem, dass das auch für zahlreiche Menschen gelten könnte, die in anderer Hinsicht stark gefordert sind. Wenn Sie das vorliegende Buch lesen, können Sie das Wort »Autismus« durch alle möglichen anderen entwicklungsmäßigen Unterschiede ersetzen, ohne dadurch seine Botschaft zu verändern. Es ist nur einfach so, dass ich das Augenmerk hier auf Autismus richte.

Bedeutet das, dass alle Menschen mit Autismus eine »engelhafte« Vollkommenheit besitzen und nichts Böses tun können? Natürlich nicht. Aber viele kommunizieren lediglich auf eine Weise, die wir nicht verstehen, weshalb wir ihre Äußerungen irrtümlich als schwerwiegendes »Fehlverhalten« deuten und abstempeln. Dabei sind wir *alle* schwache und mit Fehlern behaftete Menschen, die den Auftrag haben, das Beste aus unserem Leben zu machen und dabei zu lernen, mit anderen in Verbindung zu treten und sie emotional zu berühren. Die Fähigkeit zu dieser inneren Verbindung, das Vorhandensein einer solchen Verbundenheit, ist in jedem von uns fest verankert. In seinem Artikel »Fools of God« (»Die Narren Gottes«) ist Nick Pentzell Anwalt in eigener Sache und unerbittlich, wenn er die folgende Unterscheidung trifft und die Glorifizierung durch Gutmenschen ebenso ablehnt wie jede Form der Diffamierung oder des prätenziösen Mitleids:

> Die Art, wie Menschen in meiner Gegenwart reagieren, zeigt oft etwas von ihrer religiösen Einstellung zu Behinderungen. Am negativen Ende des Spektrums sehen Leute, die meine Art zu kommunizieren nicht verstehen, mich als Strafe Gottes an, als Kanal für etwas Dämonisches oder Übernatürliches, als Last, die den Glauben meiner Betreuer prüfen soll, oder als eine Seele, die aus früheren Leben schlechtes Karma übernommen hat und jetzt an Autismus leidet. Die positiven Auffassungen sind genauso absurd: Ich wäre eine Emanation Christi, ein Engel, ein Wunder, ein heiliger Unschuldiger und ein Narr Gottes.

Pentzells Sichtweise, die eine Überprüfung der Realität fordert, mäßigt unseren Übereifer und erlegt unserem Impuls, uns künstlich lieb Kind zu machen, Grenzen auf.

Meine Kritiker werden meine Nachweise zu entwerten versuchen und mich beschuldigen, die empfindlichen Gefühle von Familien auszunutzen, die sich verzweifelt nach einer positiven Erklärung für den Autismus ihres Kindes sehnen. Aber *absolut nichts* von dem, was ich hier vorlege, ist Menschen mit Autismus, ihren Familien, Freunden und Angehörigen nicht bereits bekannt – wenn auch nur im Kontext heimlicher Gespräche. Auf meinen Reisen habe ich das Publikum meiner Autismus-Vorträge immer gebeten, anschließend noch eine Weile zu bleiben und sich an einer Diskussion über Autismus und Spiritualität zu beteiligen; und es blieb immer etwa ein Dutzend Leute. Ich werde nie enttäuscht, wenn Eltern und Betreuer in einer geschützten und angenehmen Umgebung, in der sie offen sprechen können, den Mut fassen, erstaunliche und erfreuliche Geschichten mitzuteilen, von denen sie immer glauben, nur sie allein hätten so etwas erlebt.

Eine derartige Geschichte erzählte mir Carol aus Indiana:

> Als am 11. September 2001 die Türme des World Trade Centers einstürzten, ging ich entsetzt, ängstlich und wütend zu Bett. Dann fiel mir ein, dass Steven seine Gebete noch nicht gesprochen hatte. Mein Sohn war damals erst neun Jahre alt und hat hochfunktionalen Autismus.
>
> Stevens Gebet erschütterte mich bis ins Mark. Er spulte seine übliche Litanei an Segenswünschen für die Familie ab, und dann bat er Gott, Osama bin Laden zu vergeben, dass er Menschen getötet hatte! Ich war sprachlos. Dieser kleine Junge, der so hart gekämpft hatte, sah das Herz Gottes und wie traurig Gott war, dass so viele Leben vernichtet worden waren. Mein Glaube wurde dadurch erneuert, besonders mein Glaube an den erstaunlichen Geist meines kleinen Jungen.

Solche Bestätigungen bekomme ich unabhängig davon, wo ich mich aufhalte.

Ich muss Ihnen sagen, dass selbst Menschen mit derart großen Gaben mich gewarnt haben, dieses Thema weiterzuverfolgen. Ein lieber Freund mit Autismus meinte sogar, es wäre für ihn und andere besser, davon zu schweigen. Er wolle nicht das Risiko eingehen, irgendwelche Leute, die womöglich vorgefasste Meinungen mitbringen, gegen sich aufzubringen und Klischees über »autistisches Verhalten« zu bedienen, die dann als Wahnvorstellungen oder psychotische Episoden wegerklärt und medikamentös entsprechend behandelt werden.

Aber denjenigen unter Ihnen, die das, was sie in Bezug auf psychische Krankheiten nicht ohne Weiteres erklären können, gerne unter Generalverdacht stellen, möchte ich sagen, dass Autismus einen Menschen *nicht* automatisch psychisch krank macht. Psychische Krankheiten müssen anhand von Symptombündeln diagnostiziert werden, die für diese Person unüblich sind – nicht anhand isolierter oder sporadischer Vorfälle.

Autismus selbst ist *keine* psychische Krankheit. Vielmehr ist es so, dass bei Menschen, die bereits verletzlich und zu äußerster

Feinfühligkeit und angeborener Zartheit prädisponiert sind, eine psychische Krankheit eine reale Möglichkeit ist, die mit dem Autismus nichts zu tun hat. Bevor Sie sich zu übereilten und gefährlichen Schlüssen verleiten lassen, sollten Sie sich über die häufigsten Symptome psychischer Gesundheitsprobleme bei Menschen mit Autismus informieren: Depressionen, bipolare Störungen, Ängstlichkeit und posttraumatische Belastungsstörungen. (Ich lasse Zwangsstörungen hier weg, weil ich der Meinung bin, dass sie missverstanden und zu oft diagnostiziert werden. Manche Menschen wiederholen Handlungen oder Formulierungen ganz bewusst als Reaktion auf schmerzliche Reizauslöser und andere Reize aus der Umgebung, die bei neurotypischen Menschen auf natürliche Weise herausgefiltert werden.)

Andere Menschen mit Autismus haben das Vorhandensein ihrer spirituellen Begabungen eingestanden, sind aber verständlicherweise dem Thema gegenüber gleichgültig oder nicht besonders daran interessiert, es an die Öffentlichkeit zu bringen. Es existiert, ist jedoch nicht übermäßig wichtig im Vergleich mit vorrangigeren Problemen wie der Vertretung eigener Interessen, der Durchsetzung von Grundrechten und dem unermüdlichen Bemühen um die Anerkennung durch die Allgemeinheit.

Mein Ziel bei der Beschäftigung mit diesem Thema besteht darin, andere über eine einmalige und wundervolle Facette des autistischen Erlebens aufzuklären. Damit folge ich einer langen Tradition, in der wir uns immer kollektiv bemüht haben, Mythen und Klischees zu erschüttern, die solche Erlebnisse einer intellektuellen Behinderung oder psychischen Krankheit zuschreiben. Und ich spreche damit den Grundsatz an, dass Menschen, die anders sind, oft *unsere Lehrer* sind – sie sind hier, damit wir Mitgefühl, Sensibilität und bedingungslose Liebe besser verstehen, also die wichtigsten Lektionen des Menschseins.

Viele sind im Besitz einer spirituellen Verbundenheit, und wir müssen endlich so aufgeschlossen sein, etwas über sie erfahren zu wollen. Es ist an der Zeit.

Andrew Bloomfield, ein kanadischer Dichter mit Autismus, fasst es folgendermaßen zusammen:

> Ich glaube, Menschen lieben ist dasselbe wie Gott lieben. Ich möchte anderen etwas beibringen können, aber kein Versuchskaninchen sein. Ich würde andere gern inspirieren.

Ich habe mich bemüht, auch sehr heikle Informationen korrekt und wahrheitsgemäß zu präsentieren. Persönliche Geschichten habe ich immer äußerst gewissenhaft und behutsam wiedergegeben und parallel dazu Bestätigungen angeboten. Viele Betroffene haben sich entschieden, ein Pseudonym oder nur den Vornamen zu verwenden, um sich zu schützen.

Trotzdem haben wir keinen Grund zu der Annahme, ihre Geschichten wären nicht authentisch. Fürsprecher in eigener Sache, Eltern und Betreuer von Menschen mit Autismus können ein sehr komplexes Leben haben.

Ich glaube nicht einen Augenblick lang, dass irgendeiner der guten Menschen, die ich getroffen und interviewt habe, oder die per E-Mail oder Telefon Kontakt mit mir aufgenommen haben, mir seine kostbare Zeit aus Eigennutz geschenkt oder mich absichtlich in die Irre geführt hat. Jeder von ihnen war so mutig, private Zeugnisse zum Nutzen von uns allen mitzuteilen. Unser Ziel ist erreicht, wenn ihre Geschichten glaubhaft klingen und das bestätigen, was Eltern, Betreuer und andere als segensreiche Eigenschaften ihrer lieben Menschen erkannt haben.

Ich bringe in das Thema als meinen Hintergrund mit ein, dass ich seit 1987 Menschen mit anderer Seinsweise unterstütze. Beim Schreiben dieses Buchs bin ich intensiv in die Forschung eingetaucht, auch in die unschätzbar wertvollen Erläuterungen der namhaftesten und verehrungswürdigsten spirituellen Führer und Visionäre. Ihre Schriften haben meine Arbeit entweder bestätigt oder mich mit Konzepten versorgt, die mir Hoffnung machen. Alle enthalten die gleiche universelle Botschaft: *Lebe, um zu lieben.*

Mir ist klar, dass die spirituelle Begabung von Menschen mit Autismus ein heikles und umstrittenes Thema ist. Wenn wir diese Möglichkeit jedoch aus einer globalen Perspektive betrachten, schaffen wir eine Grundlage, von der aus Wachstum und Veränderung möglich sind – sofern wir offen dafür sind.

Oft hindert die Angst vor dem Unbekannten uns daran, etwas zu akzeptieren, was auf den ersten Blick nicht erkennbar ist. Trotzdem bezweifeln wir nicht, dass wir Liebe geben und annehmen können, und wir lieben, ohne dass die Existenz der Liebe sich effektiv beweisen lässt. Wir können das Vorhandensein des Gehirns beweisen, aber nicht das der menschlichen Psyche. Gleiches ließe sich über unsere heiligsten religiösen Überzeugungen sagen; Ungläubige wollen konkrete Beweise. Auch die multisensorischen Gaben eines Menschen mit Autismus sollten nicht einfach deshalb beiläufig wegerklärt werden, weil die herkömmliche Wissenschaft sie nicht messen kann.

Der Maßstab für diese himmlischen Gaben ist nämlich ausschließlich das Herz.

Teil I
Ein Weg zur Chance

1

Wunder wirken

Wenn eine Familie für ihren Sohn oder ihre Tochter die Diagnose »Autismus« erhält, findet für manche ein Tod statt. Dieser Tod ist der Verlust des Menschen, der das Kind sein sollte. Manche Ärzte gehen beim Überbringen der Diagnose nicht gerade hilfsbereit, behutsam oder sensibel vor, was bei den Familien das Verlustgefühl verstärkt. Die Diagnose ist vielleicht eine erleichternde Bestätigung für Vermutungen über das Wachstum und die Entwicklung des Kindes und seine Interaktion mit anderen. Oder die Diagnose wird von einem verwirrenden klinischen Fachjargon begleitet, von aus Unwissenheit lückenhaften Informationen über die vermuteten Einschränkungen der intellektuellen Leistungen und Fähigkeiten des Kindes – und von einer hoffnungslosen Prognose für die Zukunft.

Nun setzt möglicherweise ein Trauerprozess ein, bei dem der Traum, zu wem das Kind heranwachsen sollte, Ängsten und Sorgen in Bezug auf sein Leben und die Verantwortung für eine lebenslange Betreuung weicht. Dabei muss der Traum nicht gänzlich aufgegeben werden. Er muss nur modifiziert werden, damit den einmaligen Persönlichkeitsmerkmalen und Fähigkeiten des Menschen mit Autismus besser entsprochen wird. Durch die Neudefinition des Traums bekommt dieser Mensch mit Sicherheit unerwartete, überraschende Facetten, die sich als erfüllend und bereichernd erweisen. Viele Eltern und Betreuer erkennen, dass ihr Leben auf tiefgreifende, liebevolle Weise verändert wurde; sie sind den Menschen mit Autismus andere, ja bessere Eltern.

Manche meinen, dass viele Menschen, die anders sind, in erster Linie schlicht wären, einfach in ihrer Seinsweise. Einige Personen mit Autismus haben ihren Körper nicht vollständig in Besitz genommen, und man vermutet, dass es eine Kompensation gibt, die eine besondere Ausrichtung auf ihr Unterbewusstsein oder ihr spirituelles Selbst erzeugt. Diese Fähigkeit, auf einen endlosen Strom des Geistigen zuzugreifen, kann eine mentale Abtrennung vom physischen Körper bewirken, eine neurologische motorische und räumliche Entkoppelung. Daraus ergibt sich ein Paradoxon, das Ästhetik und Gedankliches höher bewertet als die Körperlichkeit – das Gegenteil unserer Konformitätsnorm. Diese andere Ausrichtung kann Menschen mit Autismus zu einer spirituellen Verbundenheit, einer Bewusstheit und einer Sensibilität befähigen, die weit über das hinausgeht, was als typisch gilt. Diese Fähigkeiten sind Begabungen und Geschenke des Himmels.

Cathy Boyle aus Winchester/Massachusetts ist Mutter eines Sohnes, Terry, und hat den wahrscheinlich ersten von der katholischen Religion geprägten Erziehungskurs für Kinder mit Autismus entwickelt. Er beruht auf ihrer Überzeugung, dass die Kinder »die Vorstellung von einem Gott intuitiv verstehen und die Zugehörigkeit zu einer spirituellen Gemeinschaft ihnen gut tut«. Und wirklich geschieht im Plan des Schöpfers nichts zufällig. Die Weitergabe unausgesprochener Gedanken, das Vorhersehen spezifischer Umstände oder sogar die Kommunikation mit der geistigen Welt sind dann bloße Erweiterungen dieser spirituellen Verbundenheit und weder Zufall noch Folge einer überaktiven Fantasie. All das ist natürlich, nicht übernatürlich.

Zum Beweis braucht man sich nur die veröffentlichten Arbeiten des jungen Marshall Ball anzusehen, eines Kindes, das nicht spricht und sich dadurch ausdrückt, dass es seine erstaunlich umwerfenden Gedanken und Gedichte über Gott, das Leben und die Menschen, die ihm am liebsten sind, auf einer Tastatur tippt. Marshall schreibt mit einem weisen Verständnis, das Lichtjahre von seinem biologischen Alter entfernt ist. Mehr als ein dankbarer Bewunderer von Marshall hat bemerkt, er wäre sicherlich eine »alte Seele«, die das Talent hat, die Welt zu erziehen.

Der siebenunddreißigjährige kanadische Dichter Andrew Bloomfield machte seine Familie mit seinem Interesse an Gott und seiner

Auffassung von dessen Gegenwart bekannt, obwohl ihm »ausgeprägter Autismus« bescheinigt worden war. Andrews überraschte Mutter kommentierte:

> Für uns ist interessant, dass wir über all das nie gesprochen haben, als er heranwuchs, und er ist nie zum Katechismusunterricht oder überhaupt in die Kirche gegangen. Es war Andrew, der angefangen hat, die Begriffe »Spiritualität« und »Seele« zu verwenden.

Als ich dieses Buch vorbereitete, schickte eine Mutter namens Teri mir aufschlussreiche Informationen über ihren Sohn, die den obigen Gedanken erhärten:

> Mein Sohn Jarrod ist autistisch und zehn Jahre alt. Er hat sehr wenig formale religiöse Ausbildung bekommen, aber sein Gottesbegriff ist klarer als der der meisten Menschen, die ich kenne. Er fordert uns spontan auf zu beten und hat meinem Mann (auf seine Weise) einen Vortrag gehalten über das Beten, den Kirchgang und das Bibellesen.
>
> Er »begreift« einfach den gesamten Gottesbegriff und integriert ihn in sein Leben, ohne dass er früher oder jetzt dazu aufgefordert worden wäre.

Renée, eine andere Mutter, gab ähnliche Eindrücke wieder, als sie über ihren sechsjährigen Sohn Gabriel schrieb:

> Als Dreijähriger berührte er oft Menschen am Kopf und »segnete« sie. Ich habe ein Bild von ihm, wie er mit zwei Jahren vor einer Statue der Jungfrau Maria steht. Er sieht die Statue an, als wäre sie Wirklichkeit … Manchmal zieht er mein Nachthemd an und sagt Dinge wie »Maria, geh nach Jerusalem«. Er tut so, als wäre er ein Pastor. Es wäre merkwürdig, wenn ein Kind mit ausgeprägtem Autismus solche Dinge vortäuschen würde. Worum geht es hier wirklich? Ich glaube, dass er zur Spiritualität berufen und in irgendeinem Bereich begabt ist. In der Kirche ist er immer sehr still und mit seinen Augen und Ohren ganz beim Pastor.

Mary bejahte die Berufung ihres Sohnes zur Spiritualität, als sie ihre erstaunliche Geschichte mitteilte. Sie und ihr Mann waren nie tief religiös gewesen und haderten mit Gott, weil er sie mit einem alles andere als perfekten Kind »gestraft« hatte. Jetzt erkennt die Familie, dass der sechzehnjährige Andrew ein Geschenk des Himmels ist. Durch ihn haben sie ihren Glauben auf einer Ebene gefunden, die vorher unerreichbar für sie war.

> Im Herbst 1997 fing Andrew an, das zu sehen, was wir den »katholischen Sender« nennen. Nach der Schule stellte er den Rosenkranz an, morgens hörte er einem Franziskanermönch zu, der über die Apostel sprach, und wann immer es ihm möglich war, nahm er an einem Gottesdienst teil, egal, ob auf Englisch oder Latein. Anfangs dachten wir nicht großartig darüber nach, das kam erst später.
>
> Andrew spricht selten in Sätzen mit mehr als drei Worten, und wenn doch, fragt er im Allgemeinen nach Saft oder einem Snack. Im Spätherbst fing er an, uns zu bitten, beim Abendessen zu beten, und eines Abends, als wir in seinem Lieblingsrestaurant waren, bat er uns, einander an den Händen zu fassen, während er das ganze Vaterunser aufsagte. Wir hatten das Vaterunser nie mit ihm aufgesagt. Bei anderen Gelegenheiten kam er zu mir und sagte: »Mami, möge die Gnade unseres Herrn Jesus Christus immer bei dir sein.«
>
> Eines Morgens, als ich mich oben für die Arbeit fertig machte und im Fernsehen die Nachrichten hörte, kam Andrew herauf und wechselte zu einem Sender, in dem ein Mönch vom heiligen Andreas erzählte. Der Mönch sprach davon, dass der heilige Andreas der »stille« Heilige war, der erste, der Jesus begegnete und andere zu ihm brachte – dass der heilige Andreas immer still im Hintergrund daran arbeitete, andere zum Glauben zu bringen. Beim Zuhören fiel mir ein, dass ich, als ich mit Andrew schwanger war, sofort wusste, dass es für unser Baby keinen anderen Namen gab als Andrew.
>
> Es fiel mir schwer, einen Mädchennamen auch nur in Betracht zu ziehen.

Die Medien, Zyniker und Wissenschaftler werden einen Zusammenhang zwischen spiritueller Begabung und Menschen mit Autismus kritisieren oder ablehnen – Menschen, die, wie manche es formulieren, »unglücklich Leidende sind, die von einer verheerenden Störung betroffen sind«.

Manche Vorurteile und autoritäre Argumente stammen von Vergleichen der Lebensqualität, wobei das, was als »normal« und neurotypisch betrachtet wird, als Maßstab für ein erfülltes Menschsein gilt. Wer die Empfänger spiritueller Gaben gerne klinisch untersuchen, analysieren, sezieren und disqualifizieren würde, legt dem Glauben und den Überzeugungen der Autismus-Gemeinde Hindernisse in den Weg.

Aber wie soll etwas, was unerwartet und spontan geschieht, überhaupt gemessen werden? Devlyn Lighthawk, Dichterin, Großmutter und Mensch mit autistischem Erleben, teilte ihre Gedanken über dieses Ringen mit:

> Ja, es ist eine spirituelle Gabe, aber wer die Wahrheit von »spirituell« nicht versteht, kann die Wahrheit von »uns« kaum sehen – oder wissen, dass Telepathie genauso wie Reden ist, nur jenseits der Worte. Noch schwieriger ist es, diese Einsicht in die Köpfe von »Wissenschaft«, »Technologie«, »industrialisierten«, »gebildeten« Interagierenden des Säkularen hineinzubekommen. [Sie] können nicht sehen oder glauben, dass zwischen Sand und Meer unbekannte und unsichtbare Welten und Zeiten liegen.

In seinem herausragenden Buch *Die Spur zur Seele* widmet der Autor Gary Zukav ein Kapitel dem Thema Ehrfurcht, die er als eine Seinsweise, eine Seelenwahrnehmung und als »natürlichen Aspekt authentischer Kraft [definiert], weil die Seele das ganze Leben verehrt«. Zukavs weitere Erörterung der Ehrfurcht entspricht meiner persönlichen Wahrnehmung von Menschen mit Autismus und ihrer Interpretation der Welt. Er schreibt:

> Die Atmosphäre, die Umgebung, in der die multisensorische Persönlichkeit sich entwickelt, ist eine Haltung von Ehrfurcht. Bei

> ihr handelt es sich um ein Gefühl für den Reichtum, die Fülle und die Intimität des Seins. Sie führt zu Mitgefühl und guten Taten. Ohne Ehrfurcht, ohne die Wahrnehmung, dass alle Dinge heilig sind, wird die Welt kalt und öde, mechanisch und beliebig zugleich, und dies erzeugt Entfremdungserfahrungen und Gewalttätigkeit. Es ist nicht natürlich für uns, ohne Ehrfurcht zu leben, denn das trennt uns von der Urenergie der Seele.

Und mit dem folgenden Satz bringt Zukav seine Erörterung auf den Punkt:

> Eine Haltung der Ehrfurcht erleichtert den Übergang von der Logik und Einsicht des Fünf-Sinne-Menschen zur höheren Ebene der Logik und Einsicht des multisensorischen Menschen, denn … diese höhere Ebene der Logik und Einsicht hat ihren Ursprung im Herzen.

Seine Worte führten bei mir zu einem persönlichen Widerhall. Sobald ich meinen angeborenen Fehlern und Schwächen ins Auge sah, begann ich einer höheren Ebene der Logik und Einsicht entgegenzuwachsen. Das wiederum begann sich im Außen zu zeigen – mit glänzenden Ergebnissen. Die meisten lieben Freunde von mir, die äußerst feinfühlige Wesen sind, haben diese höhere Ebene ebenfalls eingenommen. Trotz anhaltender Nöte und Hindernisse legen sie eine natürliche Ehrfurcht an den Tag.

Die Herausforderung besteht darin, dieses Konzept anzuerkennen und zu verinnerlichen. Viele Eltern, Betreuer und Erzieher tun das bereits. Sie schätzen das Mitgefühl und Verständnis, das ihre lieben Menschen einfach dadurch verschenken, dass sie da sind; sie erkennen an, dass viele, die anders sind, *unsere Lehrer* sind.

Der kleine Geoff aus Rochester/New York informierte wie viele andere seine Eltern ganz sachlich darüber, dass er sie sich vor seiner Geburt *ausgesucht* hatte, und schrieb so der Familiendynamik eine bewusste Absicht zu. Viele Betreuer bringen dafür großes Verständnis auf und zeigen entsprechende Ehrfurcht. Bedeutet das, dass Betreuer, die dieses Verständnis nicht aufbringen, falsch denken? Beachten Sie, dass dieses Kapitel »*Ein* Weg zur Chance« heißt, nicht »*Der* Weg...«. Allerdings sind manche Betreuer so versessen darauf, ihre lieben Menschen »in Ordnung zu bringen«, zu »heilen«, zu »korrigieren« und »normal zu machen«, dass sie die wahrste aller Wahrheiten übersehen.

In ihrem Artikel »Autism: Declaring War« [»Autismus – die Kriegserklärung«; Frewsburg/New York] beschreiben die Eltern Dan und Toni Gage, wie sie die fixe Idee entwickelten, den Autismus ihres Sohnes Danny beseitigen zu wollen. Diese Idee war durch eine Mischung aus Schuldgefühlen, dem Gefühl der Unzulänglichkeit und dem Willen entstanden, aufs Ganze gehen und den »Feind« besiegen zu wollen. Sie lebten in der Vorstellung: »Ein Misserfolg kommt nicht in Frage. Wir müssen unseren Sohn ›heilen‹!« (Entsprechend entschuldigt ein kleiner Junge, der sechsjährige Dilon Stutesman, sich fast, wenn er erklärt: »Man kann Autismus nicht abschalten, ich hab's versucht.«)

Die Gages erreichten irgendwann einen kritischen Punkt in ihrer Spiritualität, an dem sie die Waffen streckten und erkannten, dass ein Kampf sinnlos ist:

> Autismus ist nicht unser Feind. Unser großartiger Sohn wurde mit etwas geboren, das als Autismus etikettiert wurde. Er wurde auch mit blauen Augen und hellbraunen Haaren geboren. Wir würden wohl kaum seine Augenfarbe ändern. Sie gehört genauso zu seiner Natur wie der Autismus. Wir haben sehr eifrig nach einer Methode gesucht, ihn zu »heilen« oder »normal« zu machen. Die Wahrheit ist: Wir lieben ihn genau so, wie er ist.

Am Schluss begriffen die Gages:

> Wir haben schon gewonnen, seit langem … und deshalb haben wir unsere Rüstung weggepackt, denn wir haben erkannt, dass wir gegen den Autismus keinen Krieg mehr führen wollen und das auch gar nicht nötig ist. Statt dessen wollen wir eine friedliche Koexistenz, die eigentlich genau das ist, was wir uns für Danny und seinesgleichen wünschen.

Auf jeden Menschen, der von seinen Betreuern als Kunstwerk angenommen wird – als ein Mensch, der von Natur aus große und strahlende Schönheit besitzt – kommen zahlreiche andere, die geduldig und still darauf warten, dass ihre Betreuer ein ähnliches Verständnis entwickeln. Das leugnet nicht, wie wichtig es ist, den Menschen mit Autismus auf dem Weg zu einer funktionierenden Kommunikationsweise, einem selbständigen Leben, dem Verständnis für die Erwartungen der Gesellschaft, einer höheren Bildung und einem ganzheitlichen Wohlbefinden zu unterstützen. Das ist eine spirituelle Einstellung und eine vernünftige Erwartungshaltung, an der man sich auch dann orientieren kann, wenn dem anderen ein intellektuelles Anderssein zugeschrieben wird.

Besonders Personen, denen die Diagnose Autismus gestellt wurde, hat man zu 70 bis 80 Prozent gleichzeitig damit eine intellektuelle Beeinträchtigung (und noch so manches andere) attestiert. Also geistige Zurückgebliebenheit. Meine Antwort darauf – und die unzähliger anderer Helfer, Interessenvertreter und Organisationen – lautet ganz klar: »Das entspricht nicht der Wahrheit.« Es ist ein Mythos und ein Klischee, das von Leuten aufrechterhalten wird, die auf diagnostische Instrumente und die Parameter ihres eigenen Denkens und Erlebens begrenzt sind.

Anderen liegt sehr viel an der Vorstellung, Intelligenz stünde im Gegensatz zu *Weisheit*, und es hat auch seine Vorteile, wenn man eine intellektuelle Beeinträchtigung diagnostizieren und dadurch auf »das System« zugreifen kann. Allerdings würde wohl jeder von uns bei einem Intelligenztest durchfallen, wenn er nicht spräche und nicht im Voraus wüsste, was auf ihn zukommt.

Stellen Sie sich vor, Sie wären völlig unvorbereitet, ein Fremder würde Ihnen den Test in einer unvertrauten oder unangenehmen Umgebung vorlegen, und man würde Sie auffordern, merkwürdige, sinnlose oder erniedrigende Aufgaben zu erledigen, die noch nie von Ihnen verlangt wurden. Das ist das Schicksal vieler Personen, die als autistisch diagnostiziert werden.

Was bedeutet das für unser Verständnis von Autismus? Im Moment überwiegt das Unbekannte das Bekannte bei weitem. Wir *wissen* über Autismus, dass er weltweit zunimmt. Erst seit etwas mehr als einem Jahrzehnt wird die Diagnose »Autismus« einigermaßen akzeptiert und weniger als Stigma empfunden.

Vor fünfzehn Jahren wurde in Amerika nur eins von 10.000 Kindern als autistisch eingestuft. Seitdem fand ein dramatischer – und unerklärlicher – Anstieg statt. Die Zeitschrift *Time* berichtete am 6. Mai 2002: »Die jüngsten Studien … deuten darauf hin, dass eins von 150 Kindern unter zehn Jahren von Autismus oder einer verwandten Störung betroffen ist.« Heute schätzt die US-Behörde für Seuchen- und Krankheitsvorsorge (Center for Disease Control and Prevention, abgekürzt CDC), dass von 166 Kindern eins Autismus hat, was in den ganzen USA annähernd 425.000 Kinder ergibt – ein Nachtrag zur CDC-Aussage, eins von sechs Kindern hätte eine neurologisch bedingte Entwicklungsstörung.

Wenn man der Webseite dieser Behörde *(www.cdc.gov)* Glauben schenkt, wurden im Jahr 2003 in den USA täglich 53 Babys mit Autismus geboren, das heißt, rund 19.000 Kinder im Jahr. Und für 2004 gibt die CDC-Statistik an, Autismus wäre in lediglich sieben Jahren um mehr als das Zehnfache angestiegen, was mit den jüngsten Zahlen übereinstimmt, die vom US-Bildungsministerium publiziert wurden. Im Schuljahr 1992/93 gab es 12.222 autistische Schüler, im Schuljahr 2003/04 dagegen schon 118.602. Der Staat Wisconsin wies mit astronomischen 14.170 Prozent die höchste Steigerungsrate auf, und diese Zahlen berücksichtigen erwachsene Betroffene nicht einmal ansatzweise. Es gibt inzwischen Unmengen Statistiken zu diesem Thema.

Die scheinbar explosionsartige Zunahme der Anzahl an Kindern, bei denen Autismus erkannt wird (das jetzt häufiger ist als das Down-Syndrom oder Kinderkrebs), wird zum Teil durch die vielen Erwachsenen mit Autismus aller Altersstufen ausgeglichen, bei denen nur eine »mentale Verzögerung« diagnostiziert wurde.

In der Einleitung habe ich angegeben, ein diagnostisches Kriterium für Autismus wären Schwierigkeiten im Bereich der Kommunikation. Das bedeutet, dass viele der so diagnostizierten Personen nicht in der Lage sind, Sprache hervorzubringen, oder dass ihre stimmlichen Fähigkeiten begrenzt sind. Unter Umständen geben sie Laute von sich, die aber nicht leicht zu identifizieren sind.

Jemanden, der nicht spricht, werden wir wegen dieser »oberflächlichen« Einschränkung vielleicht nicht als gleichwertig akzeptieren. Zusätzlich zum Autismus wurde möglicherweise die klinische Diagnose einer leichten, schweren oder sehr schweren Entwicklungsverzögerung gestellt. Viele Familien haben mir tatsächlich erzählt, ihnen wäre ganz unverblümt mitgeteilt worden, ihr lieber Mensch hätte nichts Wertvolles zu sagen.

Setzen Sie immer Intelligenz voraus

Ich plädiere dafür, das autistische Erleben so zu sehen, als hätte jemand zerebrale Kinderlähmung. Der Körper, die äußere »Hülle«, funktioniert unzuverlässig und atypisch. Vielleicht ist der Betroffene unfähig zu sprechen oder zu gestikulieren oder braucht umfassende Hilfe bei allen Aufgaben der Selbstversorgung (Essen, Baden, Anziehen). Mag sein, dass er sich auch nur mit Hilfe eines Stocks, eines Rollators oder eines Rollstuhls bewegen kann. Aber daraus folgt nicht, dass die Intelligenz dieses Menschen *zwangsläufig* im gleichen Maß beeinträchtigt ist.

Wenden Sie diesen Gedanken auf Autismus an, bei dem möglicherweise identische körperliche Einschränkungen vorliegen. Die äußerlich sichtbaren Eigentümlichkeiten eines Menschen, der eine autistische Hülle bewohnt, können durchaus etwas nachahmen, was manche als minderwertige Seinsweise etikettieren. Die Neurologie des *Gehirns* mag beeinträchtigt sein, was die Entkoppelung von Gehirn und Körper und Fehlzündungen der motorischen Kontrolle zur Folge haben kann, aber das sagt nichts über den inneren Willen der *Psyche* und des *Geistes* eines Menschen aus.

Wenn wir von einem Menschen mit Autismus sagen: »Wenn ich in seine Augen sehe, weiß ich, dass da drinnen jemand ist«, dann deshalb, weil da wirklich jemand *ist* – ein vor Leben sprühendes, intelligentes menschliches Wesen! Warum sollte irgendjemand etwas anderes annehmen? Wenn dieser Mensch dann den Blick erwidert und tief in die Augen eines Betreuers sieht, will er seine eigene Seele erkennen.

Lori aus Lancaster in Pennsylvania erzählte mir von ihrer Fähigkeit zu unterscheiden, wer ehrlich und wer unaufrichtig ist. Sie sagte, sie würde *eine Sekunde* brauchen, um bei der ersten Begegnung herauszufinden, ob jemand ein gutes Herz hat. »Ich suche die Freundlichkeit in seinen Augen. Ich sehe ihm ins Herz.« Lori schilderte dann, dass sie die jeweilige Persönlichkeit anhand von Farben erkennt, die sie sieht. »Farben, bestimmte Farben bedeuten Freundlichkeit. Blau ist Freundlichkeit. Schwarz ist Unfreundlichkeit. Rot ist böse sein. Ich sehe Rot, wenn Leute böse sind … Ich glaube, der Himmel zeigt sich durch das Selbst.«

Mir liegen keinerlei empirische Daten vor, die meinen Standpunkt über die intellektuelle Kompetenz von Menschen mit Autismus erhärten, dafür aber unzählige Anekdoten und Einzelberichte. Und ist nicht die gesamte Psychologie und Psychiatrie – auf deren Grundlage Autismus meist behandelt wird – alles andere als eine exakte Wissenschaft, sondern rein spekulativ?

Ich jedenfalls habe erlebt, dass Menschen, die sich sicher und wohl fühlten, ihre wahre Persönlichkeit und ihre beeindruckende Weisheit aktiv demonstriert haben, manche durch das, was sie taten, andere durch alternative Arten der Kommunikation. Insofern hatte ich das Glück, Größe zu begegnen.

Wo soll ich anfangen? In der Einleitung habe ich geschrieben, meine goldene Regel oder mein Mantra würde lauten: »Setzen Sie immer Intelligenz voraus.« *Das ist die richtige Reaktion auf Autismus*. Bedeutet das, dass wir von dem Menschen mit Autismus jetzt zu Recht erwarten dürfen, dass er eine tiefschürfende Intelligenz an den Tag legt, die sich nur noch nicht gezeigt hat? Ist er jetzt im Stande, komplexe Lehrpläne besser zu verstehen, die ihm bisher noch nicht beigebracht worden sind? Oder sollen wir unsere Erwartungen an ein akzeptables Verhalten hochschrauben und diesem Menschen dann Vorwürfe machen, wenn er unsere Erwartungen nicht ganz erfüllt? Nein. Intelligenz voraussetzen bedeutet, an die Kompetenz zu glauben. Sie gehen mit dem anderen so um und sind mit ihm auf eine Weise zusammen, wie Sie es sich von ihm wünschen würden. Kurzum: Behandeln Sie den anderen so, wie Sie von ihm behandelt werden möchten.

Intelligenz voraussetzen fordert uns zu der Einsicht auf, dass unsere herkömmliche Vorstellung von »Intelligenz« – die möglicherweise unbewusst ist und bisher noch nicht in Frage gestellt wurde – durch die Wertschätzung für die gute und große *Weisheit* des Betroffenen gemäßigt werden muss. Es bedeutet, im Gespräch und im Zusammensein echten und aufrichtigen Respekt zu zeigen. Dazu gehört hauptsächlich, dass wir über den anderen nicht so sprechen, als wäre er gar nicht da. (Es beinhaltet auch, dass wir Dritten gegenüber positive Bemerkungen erst dann machen, wenn wir den Betroffenen um Erlaubnis gefragt haben, und ihn nicht mitten in einem gut besuchten Restaurant durch ein »Happy-Birthday-Lied« in Verlegenheit bringen.)

Es ist kaum zu glauben, wie leicht es den Menschen fällt, über einen anderen vor diesem anderen – oft geringschätzig – zu reden … Es ist geradezu zu einer unbewussten Gewohnheit geworden. Ich werde manchmal gefragt, ob ich für Verhaltensmanagement bin. Durchaus. Ich glaube, dass das Verhalten der Menschen im Umfeld der Person mit Autismus gemanagt werden muss, damit dieses eigentlich selbstverständliche Verhalten von »innen nach außen« gelehrt wird. Es ist wirklich wichtig.

Intelligenz voraussetzen verlangt auch, dass wir den anderen mit der Überzeugung ansprechen, dass er versteht, was gesagt wird. Es bedeutet, dass wir weniger Worte verwenden und dem anderen die Zeit geben, das Gesagte zu verarbeiten. Es bedeutet, dass wir unseren eigenen Terminplan aufgeben und auf den persönlichen, materiellen Raum des anderen dadurch Rücksicht nehmen, dass wir nicht plötzlich und ohne Vorwarnung in diesen Raum eindringen, was vielen Betreuern antrainiert wurde. (Zum Beispiel sollen sie das Gesicht des anderen packen und mit den Worten »Sieh mich an!« einen Augenkontakt erzwingen. Aber stellen Sie sich die Szene umgekehrt vor. Dann würden wir den Vorgang als körperliche Gewalt bezeichnen!) Es bedeutet auch, dass wir unsere Ansprüche und unsere starren Erwartungen zurückstellen, damit ein fairer Kompromiss eine einstweilige Lösung ermöglicht, und dass wir dem anderen die Freiheit zugestehen, sein autistisches Selbst zu sein, so wie er eben ist. Und es bedeutet, dass wir uns den drei machtvollsten Worten stellen, die jeder von uns zu sich selbst sagen kann: »Ich habe mich geirrt.«

Rae und ihre Familie lernten diese wertvolle Lektion auf die harte Tour. Sie erinnert sich:

> Wissen Sie, als Michael [Raes Sohn] sehr klein war, sagte meine Tochter immer zu mir, wir sollten nicht vor ihm über ihn reden. Wir dachten, er würde es nicht verstehen. Wir irrten uns. Es ist so leicht, in diese Gewohnheit zu verfallen. Ich habe erlebt, dass auch das Personal sich so verhält. Die Leute meinen, sie [die Menschen mit Autismus] würden nicht zuhören oder nichts verstehen, aber das tun sie garantiert.

Rae ist seitdem klüger geworden und hat voller Engagement eine Organisation namens »Autism Living and Working« gegründet, die die Regierung des Staates Pennsylvania aktiv verpflichten konnte, »Menschen mit Autismus durch individuelle Hilfen und Wohnangebote dabei zu unterstützen, einen Haushalt zu begründen und zu unterhalten, einer Arbeitstätigkeit nachzugehen und zum Leben der Gemeinschaft beizutragen«.

Ein Teilnehmer aus dem Publikum fragte mich einmal, bei wem ich denn *keine* Intelligenz voraussetze. Meine Antwort lautete: »Bei niemandem.« Diese Überzeugung werde ich auch nicht aufgeben. Sobald ich so überheblich bin zu glauben, ich hätte die Autorität, über andere zu urteilen, würden andere das näher bestimmen wollen. Sie würden sagen: »Und was ist mit dem … oder dem?«, und damit würde der Sinn meiner Arbeit null und nichtig werden. (Vergessen wir nicht, dass noch in nicht allzu ferner Vergangenheit *alle* Personen mit zerebraler Kinderlähmung als »zurückgeblieben« betrachtet wurden und sogar Linkshändigkeit als abweichendes Verhalten galt.)

Wenn Sie beim Lesen dieser Passagen tief in Ihrem Herzen erkennen, dass Sie sich – egal wie subtil – der obigen Verstöße schuldig gemacht haben, weil Sie respektlos waren, keine Intelligenz voraussetzten oder nicht so behutsam und sensibel waren, wie Sie hätten sein können, dann kann ich Sie nur beglückwünschen. Sie brauchen sich für dieses Eingeständnis nicht zu schämen. Nur das Verzeihen wartet auf Sie, denn das ist das erste Wunder.

Das erste Wunder

Das erste Wunder heißt Selbstbeobachtung. Wenn Sie sich diese Fehler eingestehen, machen Sie den ersten Schritt auf einem Weg voller Möglichkeiten. Etwas in ihnen wird dann begangenes Unrecht von sich aus in Ordnung bringen wollen. Wir erleben das jedes Mal, wenn jemand uns aufrichtig um Verzeihung bittet. In komplexeren Situationen betreibt ein missbrauchender Partner oder Elternteil daraufhin Wutmanagement, oder Drogenabhängige gehen in den Entzug und bemühen sich um klinischen oder spirituellen Beistand. Solche Aktivitäten setzen eine Selbstprüfung voraus, oder, wie manche sagen würden, eine »Seelensuche«.

Aber Selbstbeobachtung allein reicht nicht aus. Machen Sie das Wunder dadurch komplett, dass Sie den nächsten Schritt tun und die Dinge in Ordnung bringen. Dabei gehen Sie diskret, behutsam und respektvoll auf den Menschen zu, von dem Sie wissen, dass Sie ihn – absichtlich oder unabsichtlich – verletzt oder gekränkt haben. Bitten Sie ihn bescheiden, ehrlich und von Herzen kommend um Entschuldigung. Wenn Sie dabei aufrichtig sind, geschieht das zweite Wunder.

Das zweite Wunder

Das zweite Wunder heißt Vergebung. Und Ihnen *wird* vergeben werden. Das kann ich aus voller Überzeugung sagen, denn ich habe zahllose persönliche Berichte, Telefonanrufe, Briefe und E-Mails von Leuten erhalten, die die Verantwortung für die Selbstprüfung auf sich genommen und Dinge in Ordnung gebracht haben, indem sie ihr Fehlverhalten zugaben.

Wenn das geschieht, kann sich wahrhaft Wundervolles ereignen. Wird dadurch jemand seine autistischen Eigenschaften abwerfen wie durch einen göttlichen Gnadenakt? Natürlich nicht, und wenn das Ihre einzige Motivation ist, haben Sie den Sinn und Zweck dieser Arbeit falsch verstanden.

Die Leute erzählen mir oft, sie hätten gemeint, ihre Beziehung zu dem Menschen, der sich in ihrer Obhut befindet, wäre von Gleichberechtigung geprägt oder würde gut laufen. Aber wenn sie um Absolution bitten, entdecken sie, dass die Beziehung eine neue Dimension annimmt und eine Ebene erreicht, die sie nie für möglich gehalten hätten. Das ist das Wunder der Vergebung.

Am Valentinstag 2001 beriet ich zum ersten Mal Clint und seine Mutter Janet, und wir sprachen über solche Maßnahmen. Als Janet Clint behutsam und respektvoll ansprach, erlebte sie eine sofortige Veränderung ihrer Beziehung und ihrer Kameradschaft. Dabei war er immer noch derselbe Mensch – er sprach nicht und wiederholte ständig die gleichen Bewegungen.

Aber sie gingen jetzt anders miteinander um, und sie nahm wahr, dass in seinen Augen etwas erwachte. Fast zwei Jahre später nahm Clints Betreuerin Teri Kontakt zu mir auf und bestätigte die enorme Wirkung dieses simplen Vorgangs.

> Ich muss es Ihnen sagen: Die Veränderungen bei Clint und seiner Familie waren ein Wunder. Ich habe vor kurzem einen Zeitstrahl [einen linearen, chronologischen Überblick über sein Leben] für Clint ausgefüllt, und es war wunderbar, die anhaltenden Veränderungen zu sehen, die anfingen, als Sie mit Mrs. B. [Clints Mutter] darüber sprachen, dass sie mit ihm reden sollte, wenn sie ihm Hilfe leistet, und sich dafür entschuldigen sollte, dass sie seine Fähigkeiten nicht immer verstand, und dass sie sein Wissen angemessen würdigen sollte.
>
> Als wir an diesem Zeitstrahl arbeiteten, war die offensichtliche Kommunikation und der Respekt zwischen den beiden ganz deutlich zu erkennen. Clint beteiligte sich ganz wesentlich daran, wie der Tag sich entwickeln sollte, denn jetzt folgen die Menschen um ihn herum dem Beispiel seiner Mutter und fragen ihn, was er will. Sie bedrängen ihn nicht und warten darauf, dass er mitteilt, was er will.

> Während wir prüften und besprachen, auf wie viele Weisen Clint seine Bedürfnisse zum Ausdruck bringt (wir hatten es nur einfach nicht verstanden, ihm zuzuhören), und dass er immer Möglichkeiten gefunden hatte, mit dem fertig zu werden, was um ihn herum geschah, selbst wenn er es nicht steuern konnte, kam er zu uns, stellte sich vor mich hin und sah mir lange in die Augen, und dabei vermittelte er mir schweigend eine Kombination von »Danke, dass es dir endlich klar geworden ist« und »Es wird höchste Zeit, dass ihr alle das endlich kapiert!«.
>
> Es waren zwei herrliche Tage, und es war einfach atemberaubend, die guten Dinge zu sehen, die zwischen den beiden stattgefunden hatten, nachdem Mrs. B. klar geworden war, welche wundervollen Gaben ihr Sohn besitzt.
>
> Ich wollte Ihnen das nur mitteilen, weil das alles doch von dem Verständnis herrührt, das sie dadurch gefunden hat, dass Sie mit ihr gesprochen haben.

Eine ähnliche Erneuerung gab es bei Debbie, als sie ihrem Teenager-Sohn Scott Besserung versprach und ihn um Entschuldigung bat. Er hörte aufmerksam zu und wartete geduldig, bis sie mit ihrer kleinen Rede fertig war. Dann bemerkte er liebevoll und prägnant: »Du bist so lieb.« Debbie erzählte mir glücklich und mit Tränen in den Augen, dass Scott nur äußerst selten sprach.

Sowohl Clint als auch Scott schenkten mir als Zeichen der Wertschätzung ihre originellen Kunstwerke, die ich demütig annahm. Debbie schrieb:

> Ich bereitete Scott darauf vor, dass ich an ein paar Abenden nicht zu Hause sein würde und ihn nicht vom Bus abholen konnte. Ich sagte ihm, das wäre so, weil ich den Mann treffen würde, der mir geholfen hatte, Autismus so gut zu verstehen. Ich sagte ihm, dass ich Ihnen gern ein Geschenk geben würde, das Ihnen zeigt, wie sehr Sie uns geholfen haben. Scott stand auf und brachte mir [eine von Hand bemalte und verzierte Maske seines Gesichts]. Er gab sie mir und sagte: »Wie wär's *damit*?« Ich muss sagen, er hat mich wieder einmal umgehauen. Als ich mit Wei-

> nen fertig war, sagte ich ihm, wie passend sein Geschenk wäre. Er erwiderte: »Das weiß ich.«
>
> Sie, Bill, haben dafür gesorgt, dass ich anfangen konnte, die Maske des Autismus zu lüften. Dafür werde ich Ihnen immer zutiefst dankbar sein. Sie haben mir Einblick in die Welt meines Sohnes und den Schlüssel gegeben, den ich brauchte, um ihm von Zeit zu Zeit dort zu begegnen. Ich habe festgestellt, dass es ein wunderschöner Ort ist. Noch einmal: Danke für Ihre Hilfe und Ihre Geduld beim Erklären, sodass auch ich ein Bote sein kann für alle, die bereit sind zu hören.

Vor kurzem hielt ich einen Vortrag an einem sehr ländlichen Ort, an dem das Verhaltensmanagement die einzig akzeptierte Hilfsmethode bei Autismus war. Das machte es mir sehr schwer, meine Überzeugungen zu vermitteln. Zwei Verhaltensspezialisten waren anwesend, die mich häufig kritisierten und meinen Motiven und meiner Authentizität recht skeptisch gegenüberstanden. Leider waren sie so in ihren Denkgewohnheiten gefangen, dass sie das Nachdenken über andere Möglichkeiten oder das Hören der wahren Botschaft abblockten. Sie gingen mitten im Vortrag.

Obwohl die Reaktionen auf den Vortrag positiv waren, zweifelte ich an mir und dachte, ich hätte sie enttäuscht. Aber es gab eine Entschädigung: Nach etwas mehr als vierundzwanzig Stunden bekam ich eine Botschaft von Linda, die an diesem Tag ebenfalls dort gewesen war. Auf die Bitte eines verstorbenen Freundes hin war Linda derzeit die Ersatzmutter von zwei Jungen mit Autismus, die elf und vierzehn Jahre alt waren. Sie bestätigte mich nachdrücklich, als sie mir in einer E-Mail das Ergebnis der ersten beiden Wunder mitteilte, die sie vollbracht hatte:

> Durch Ihren Vortrag habe ich über das Verhalten nachgedacht, das ich bei Gesprächen mit den Jungen oft an den Tag legte. Ich habe ihnen sofort von Ihnen erzählt, und dass Sie dafür gesorgt haben, dass ich die Dinge anders sehe.
>
> Ich sprach einzeln mit ihnen und sagte ihnen, dass es mir sehr Leid tue, wenn sie sich durch mich schlecht und unwohl gefühlt

> hätten, und dass ich versuchen würde, es besser zu machen. Mein älterer Junge, Bill, der nicht viel spricht, sagte: »Das ist schon in Ordnung, Linda. Ich hab dich sehr lieb.« Das bringt mich auch jetzt wieder zum Weinen.
>
> Sie haben mir ein großes Geschenk gemacht. Ich bin Ihnen dafür sehr dankbar.

Eine andere Mutter erzählte mir, sie hätte etwas Ähnliches erlebt, als sie mit ihrer »Beichte« fertig war. Ihr Sohn spricht nicht, aber er setzte sich hin und fing an, ihr feste zu applaudieren, als wollte er sagen: »Auf diesen Augenblick habe ich gewartet – Mama kapiert es endlich!«

In einem anderen Fall beriet ich ein Team, das einen Vierzehnjährigen dabei unterstützte, an seine Intelligenz zu glauben und im Vertrauen auf seine eigene Kompetenz zu handeln. Unmittelbar nach dem Gespräch stand der junge Mann spontan auf, ging unaufgefordert zum Tisch mit den Erfrischungen und servierte allen, die am Tisch saßen, einen Cookie auf einer Serviette – was er vorher noch nie getan hatte.

Die Aufrichtigkeit des Versprechens, von nun an respektvoll zu sein, muss jeden Tag, jeden Augenblick bewiesen werden, vor allem in Anwesenheit des Menschen, der uns verzeihen kann – und darüber hinaus. Es ist ein *Prozess*, der bis zu seiner Vollendung Zeit und Disziplin verlangt. Dass wir die Beherrschung verlieren, aus Frustration weinen oder Dinge sagen, die wir hinterher lieber nicht gesagt hätten, ist Teil der menschlichen Erfahrung. Aber jetzt gehen wir anders auf unseren lieben Menschen zu. Ausgestattet mit dem Wissen um diese neue Sichtweise sind wir besser in der Lage, unsere Reaktionen zu beherrschen und auszutarieren.

Jeder von uns ist ein Bote, der die Wahrnehmung anderer verändern und transformieren kann. Wenn wir neuen Respekt geloben, muss das auch beinhalten, dass wir für jene eintreten, die noch nicht in der Lage sind, in Gegenwart anderer für sich selbst zu sprechen. Es bedeutet, dass wir *freundlich und respektvoll* andere darum bitten, nicht mehr respektlos zu sein, Intelligenz nicht mehr auszuschließen und so freundlich oder sensibel zu sein, wie sie nur können. Es bedeutet, dass wir bestimmt, rücksichtsvoll und kreativ vorgehen, wenn wir die Familie, Angehörige und Nachbarn, Erzieher, Therapeuten und Ärzte, die in Gegenwart eines Menschen mit Autismus keinen Respekt zeigen, bei ihren Tätigkeiten unterbrechen. Auch für sie gilt es, etwas zu lernen.

Das dritte Wunder

Das dritte Wunder besteht darin, die Botschaft weiterzutragen. Scotts Mutter Debbie hatte das dritte Wunder als direktes Ergebnis der *ersten beiden Wunder* verstanden, als sie mir schrieb: »Auch ich kann ein Bote sein für alle, die bereit sind zu hören.« Für sie mit ihrem hellsichtigen Herzen war das eine natürliche und logische Konsequenz, die ihr einfiel, ohne dass jemand sie darauf hinweisen musste. Debbie weiß jetzt, dass sie eine Mittlerin der Veränderung und eine Botschafterin des guten Willens ist.

Aber welche Wirkung breitet sich da eigentlich allmählich wie eine Welle aus – in Bezug auf Menschen mit Autismus? *Es ist ganz einfach das, was geschieht, wenn wir die drei Wunder Selbstbeobachtung, Vergebung und Weitergabe der Botschaft umsetzen.* Die Folgen unserer bewiesenen Liebe, unseres Versprechens, von nun an respektvoll zu sein, fließen wie konzentrische Wellen an der Oberfläche eines Teichs nach außen.

Je größer die Wellen werden und je weiter sie sich von ihrem Ursprung entfernen, desto mehr überschneiden sie sich und verbinden sich mit ähnlichen Wellen.

Gleiches geschieht, wenn wir für unseren lieben Menschen oder uns selbst eintreten oder uns mit anderen zusammentun, um unsere Herzenshaltung mitzuteilen. Wenn wir Gutes »nach außen« geben, wird dieses Gute sich irgendwann mit unserem Denken und unserer Seinsart überschneiden und uns so die Berechtigung, die Bestätigung und die spirituelle Nahrung geben, mit der wir weitermachen können.

Das ist weder New-Age-Hokuspokus noch abgehobene Wissenschaft; es ist eine Verpflichtung, die sich mit erstaunlichen Folgen weiterverbreiten kann. Sie *können* etwas verändern. Ich bin dafür der lebende Beweis, wie Sie sehen werden.

Die Weitergabe der Botschaft wird nicht einfach sein. Wenn es so wäre, hätten wir nicht die Chance, etwas über die Tiefe unserer Liebe und die Stärke unserer Überzeugung zu lernen. Beide werden heftig geprüft und getestet. Vielleicht begegnen Sie dem erbitterten Widerstand derer, die sich weigern, Intelligenz vorauszusetzen. Denken Sie daran, dass viele von denen, die eine abfällige »Wir-sie«-Sprache verwenden, sich selbst gar nicht hören oder sich eine Autorität anmaßen, die noch mehr Distanz zwischen unsere Menschlichkeit und die Person mit Autismus legt. Stellen Sie sich vor, Sie wären der autistische Teil und müssten Ihren Selbstwert *jeden Tag* gegen solche Gegner verteidigen.

Aber hier geht es nicht um unsere persönlichen Neigungen, Vorlieben und Entscheidungen. Seien Sie weder eingeschüchtert noch dünnhäutig. Wir sind einer höheren Autorität gegenüber eine Verpflichtung eingegangen. Denken Sie daran: *Wenn wir eine echte Veränderung bewirken wollen, müssen wir es wagen, das Richtige zu tun*. Denken Sie an die schreckliche Ungleichheit, die überall herrschen würde, wenn niemand je gewagt hätte, das Richtige zu tun: Frauen dürften nicht wählen, Farbige hätten keine Bürgerrechte, und Menschen mit gleichgeschlechtlicher Orientierung hätten keinen der Fortschritte erzielt, die in der jüngeren Vergangenheit gemacht wurden.

Ich glaube fest daran, dass wir *alle* uns auf einer Lernkurve befinden und uns zu der Einsicht hin entwickeln, dass die Unterschiede zwischen den Menschen dort ohne Folgen bleiben, wo die Liebe regiert. Erkennen wir endlich an, dass wir alle nichts als Seelen in Menschenkörpern sind.

In Zeiten, die Zweifel und Skepsis in uns auslösen, sollten wir daran denken, für wen wir eintreten – in diesem Fall für den Menschen mit Autismus. Es ist ein Geschenk des Himmels, aus dem zarten Willen jedes einzelnen Kraft zu beziehen. Würden umgekehrt nicht auch Sie sich auf die Kraft eines lieben Menschen verlassen, der Ihre Interessen vertritt? Diese Kraft steht uns zur Verfügung, wenn wir aufrichtig um sie bitten.

Zögern Sie nicht, das zu tun, indem Sie auf Ihren lieben Menschen zugehen und ihn fragen. Bitten Sie darum, in schwierigen Momenten auf seinen spirituellen Willen zurückgreifen zu dürfen, auch wenn dieser Mensch gerade nicht bei Ihnen ist. Schwierige oder sogar frustrierende Zeiten steigern unsere Wertschätzung für die Phasen, in denen das dritte Wunder geschieht. Erkennen Sie an, dass Sie einen anderen respektvoll aufgeklärt haben und er jetzt in der Lage ist, seinerseits die Botschaft weiterzugeben.

Eine spirituelle Antwort

Als Dr. Harvey Fineberg, Präsident des medizinischen Instituts an der amerikanischen Akademie der Wissenschaften, vor kurzem gebeten wurde, das immer häufigere Auftreten von Autismus zu kommentieren, räumte er ein: »Es gibt ganz eindeutig eine große Zahl von Fällen, die als Autismus diagnostiziert wurden ... Niemand weiß genau, wie viele davon eine echte Zunahme darstellen, einen echten Anstieg der Zahl, und wie viele davon bereits autistisch waren, aber nicht so definiert wurden.«

Journalisten wie Dan Olmstead, Redakteur für die Gesundheitssparte der Nachrichtenagentur UPI, weisen auf das Unerklärliche an der Sache hin: »... die Vorstellung, Autismus sei hauptsächlich eine genetische Störung, lässt sich nicht aufrechterhalten. Keine genetische Erkrankung könnte so schnell zunehmen. Und wenn es immer ungefähr gleich viele Menschen mit Autismus gab, beginnt die Vorstellung, irgendein neuer Auslöser – zum Beispiel Impfstoffe – würde hinter dem Autismus stehen, unglaubwürdig oder gar unmöglich zu erscheinen.«

Sogar die Arbeit von Leo Kanner, dem »Vater der modernen Kinderpsychiatrie« und führenden Autismusforscher, weist Unstimmigkeiten auf, wenn man bedenkt, dass Kanner in den ersten fünfzehn Jahren, nachdem er die Diagnose »Autismus« definiert hatte, nur 150 Fälle identifizierte – und das, obwohl die Kinder, die in seine Praxis an der Johns-Hopkins-University überwiesen wurden, aus Nordamerika, Südamerika und Südafrika kamen.

Dan Olmstead von UPI fasst zusammen: »Egal, wie Sie die diagnostischen Kategorien aufrastern, irgendwie stimmt die Rechnung nicht – wie kann es heute in den USA eine halbe Million Kinder mit Autismusspektrum-Störungen geben, wenn der Mann, der die Störung identifizierte, in den ersten fünfzehn Jahren nur 150 finden konnte?« Olmsteads Frage harrt noch immer einer Antwort, die eine überzeugende Erklärung bietet.

Nach Meinung dieses Autors ist die scheinbar plötzlich und geheimnisvoll angestiegene Zahl von Kindern, die als autistisch identifiziert wurden, ein Echo auf unsere jüngere Geschichte. Da die Welt inmitten der stetig zunehmenden globalen Sorgen mehr Liebe, Mitgefühl und Toleranz braucht, wird die Anzahl dieser Kinder lautlos, aber zweifellos exponenziell ansteigen. Denn so viele Menschen mit Autismus sind im Kern ihres Wesens nichts als Liebe. Sie können unendlich geduldig dabei sein, diese Liebe zu zeigen. So sind zwei der häufigsten Formulierungen, die mir beim ersten Kontakt mit Menschen mit Autismus begegnen: »Ich liebe Sie«, und: »Ich bin nicht zurückgeblieben.«

Wenn man auf einem Weg voller Möglichkeiten Wunder wirken will, verlangt das den Blick ins eigene Innere, eine gründliche Prüfung der Motive des Herzens. Sorgen Sie dafür, dass Ihr Zusammensein mit dem Menschen mit Autismus auf einer sicheren, vertrauensvollen und liebevollen Beziehung beruht. Stellen Sie naturgemäße und angenehme Strukturen und Umgebungen zur Verfügung, in denen Lernen, gegenseitiger Austausch und Wachstum möglich sind. Durch strenge Lenkung und Kontrolle können Sie den Menschen mit Autismus vielleicht zwingen, sich anzupassen und zu fügen. Aber Willfährigkeit um der Willfährigkeit willen ist nicht gleichbedeutend mit Erfolg und auch kein Weg zu echtem und beiderseitigem Wachstum. Was ist der Weg des geringsten Widerstands? Welches ist der wahre Weg zu neuen Möglichkeiten? Er erwartet Sie hier und jetzt.

2

Sich dem glücklichen Zufall fügen

Bevor ich im Thema weitergehe, möchte ich noch einmal kurz innehalten, damit Sie, der Leser, das Vorherige verarbeiten und sich überlegen können, ob Sie sich damit wohl fühlen. Die bislang vorgestellte Prämisse mag eine Mixtur von Emotionen ausgelöst haben, deren Bandbreite von Empörung und Verärgerung bis zu Trost und Erleichterung reichen kann. Wenn Sie jetzt noch Widerstände haben, sollten Sie nicht mehr weiterlesen, denn es wird von nun an komplizierter, und ich möchte keinesfalls jemandem etwas aufzwingen. Ich hoffe natürlich, offene Türen einzurennen, aber bei manchen Menschen kann es dauern, bis einschneidende Paradigmenwechsel bedacht und vollkommen verstanden sind. Wenn es um Spiritualität geht, finden viele Menschen erst ganz allmählich zu ihren persönlichen Überzeugungen.

Ich erinnere mich daran, dass ich als kleiner Junge von etwa vier Jahren vor dem Termin, zu dem ich ins Behandlungszimmer einer Zahnarztpraxis gerufen wurde, mit meinem Vater im Warteraum saß und Kinderzeitschriften durchblätterte. Auf einer Seite fesselte ein kleines Elfengeschöpf meine Aufmerksamkeit, und ich bat meinen Vater, mir die zugehörige Geschichte vorzulesen. Sie handelte von Jack Frost und davon, wie er mit seinen Schneekristallen die ganze Flora verwandelte, Wiesen und Wälder.

Während unserer ganzen restlichen Zeit in der Praxis drängte ich meinen Vater, mir mehr Informationen über diese mystische Wesenheit zu geben. Obwohl er mir immer wieder nachdrücklich versicherte, in Wahrheit würde es Jack Frost gar nicht geben, und mir zu erklären versuchte, dass die Geschichte eine Metapher war, blieb ich bei meiner Verwunderung. Und als wäre es so geplant gewesen, fiel bei der Fahrt vom Zahnarzt nach Hause die Temperatur derart stark ab, dass sich auf den Bäumen, Blättern und Sträuchern, an denen wir vorbeifuhren, tatsächlich Raureif bildete.

Durch diese Demonstration der Magie der Natur konnte mein Vater seine ursprünglichen Behauptungen beweisen. Ich war natürlich schrecklich enttäuscht, denn ich hatte gehofft, den ominösen Jack Frost für einen kurzen Augenblick bei der Arbeit zu sehen. Ich war regelrecht am Boden zerstört, denn ich glaubte nicht an die rationale Erklärung für das, was geschehen war.

Mit der Vorstellung von einer Höheren Macht verhielt es sich ähnlich. Für mein kindliches autistisches Denken war Gott der König auf einer Spielkarte. Trotzdem begriff ich irgendwie schon sehr früh, dass Gott allgegenwärtig und das Leben ewig ist. Mit acht Jahren verfasste ich ein aufschlussreiches Gedicht, das ich in akribischer Schönschrift zu Papier brachte.

Gott ist überall.
Die meisten Leute sagen: Der Himmel ist so schön!
Aber du lebst immer weiter.
Überall, wo du hinschaust, siehst du kleine Knospen sprießen.
Gott lässt die Knospen sprießen.
Gott ist überall.

Als konkret und wörtlich denkender Heranwachsender assoziierte ich Gott irgendwann mit dem Unbehagen, das ich in einer überfüllten Kirche oder im Katechismusunterricht empfand, wenn ich zu den vielen Anwesenden keine Verbundenheit spürte und auch keine aufbauen wollte. Obwohl ich einen Kernglauben besaß, dessen Grundlage Gott war, praktizierte ich diesen Glauben nicht und stellte ihn – wie so viele andere Teenager – in Frage, lehnte ihn ab oder stellte ihn auf die Probe.

Ich ärgerte mich über Leute, die aufdringlich versuchten, mir ihr Glaubensbekenntnis aufzuzwingen, und konnte die Unvereinbarkeit nicht auflösen, die ich darin sah, dass andere aus durchsichtigen Motiven den Gottesdienst besuchten. Sie wollten für ihre bösen Taten an den übrigen Wochentagen Absolution erhalten.

Warum benahmen sie sich nicht einfach jeden Tag anständig, fragte ich mich.

Ich war auch nicht in der Lage, die formelle Kirchenatmosphäre von der individuellen Eins-zu-eins-Beziehung zu Gott zu trennen (der eine genauso unsichtbare Wesenheit war wie Jack Frost). Erst als ich älter und reifer war, verstand ich, was es bedeutete, in eine persönliche Beziehung zu Gott hineinzuwachsen. Es war ein *Prozess*, eine langsame Offenbarung.

Wenn Sie Ihrer spirituellen Mitte so gleichgültig und uninteressiert gegenüberstehen wie ich früher, sollten Sie bedenken, dass traditionelle Wissenschaft und Spiritualität inzwischen immer stärker verschmelzen. In seinem 2005 erschienenen Bestseller *Indizien für einen Schöpfer. Ein Journalist im Spannungsfeld von Evolution und Schöpfung* interviewt Lee Strobel ausführlich Dr. Stephen C. Meyer, einen herausragenden Wissenschaftler, Professor und Leiter des Center for Science and Culture am Discovery Institute in Seattle. Meyer erklärt, dass »... die wichtigsten wissenschaftlichen Entwicklungen der letzten fünfzig Jahre in eine stark theistische Richtung gegangen sind ... *Richtig gemachte* Wissenschaft verweist auf Gott.« Meyer attackiert dann den Darwinismus und erklärt, dass es unmöglich Leben im Universum geben könnte, wenn seine Ausdehnung in irgendeiner Weise beeinträchtigt wäre, was auf einen intelligenten Plan schließen lässt.

Wissenschaft, Spiritualität und Autismus

Vielleicht wird auch die Kluft zwischen Wissenschaft einerseits und Spiritualität *und* Autismus andererseits kleiner. Die Wissenschaft beginnt gerade erst, auf der Suche nach einer genetischen Ätiologie die DNA von Personen mit Autismus zu untersuchen.

Im Dezember 2004 führte die amerikanische Gesundheitsbehörde eine internationale Koalition an, deren Mitglieder Regierungsbehörden für Gesundheit und private Interessenvertretungen waren. Man verpflichtete sich, über 21 Millionen US-Dollar für die Forschung zur Verfügung zu stellen, damit die Gene identifiziert werden konnten, die mit Störungen im Autismusspektrum in Verbindung gebracht wurden. Interessanterweise erschien zur gleichen Zeit, in der die wissenschaftliche Forschung die natürlichen, biologischen Ursachen des Autismus erhärtete, *Das Gottes-Gen* von Dean Hamer (und eine begleitende Titelgeschichte in der Zeitschrift *Time*.) Dort wurde spekuliert, Menschen seien genetisch auf einen Glauben hin programmiert. (»Zwingt unsere DNA uns, nach einer Höheren Macht zu suchen?«)

Ist eine genetische Prädisposition für Autismus *und* Spiritualität bei Personen mit Autismus wahrscheinlicher? Sehen Sie sich die folgenden faszinierenden Parallelen an:

- Dr. Robert Cloninger von der Washington University Medical School in St. Louis entwickelte eine Selbsttranszendenz-Skala, zum Teil, um damit Spiritualität zu messen. Die Skala misst drei Parameter: Selbstvergessenheit, transpersonale Identifikation, Mystik. Interessanterweise schlagen alle drei Facetten eine Brücke zu Merkmalen und Eigenarten, die für viele Personen mit Autismus charakteristisch sind.

  Selbstvergessenheit beinhaltet, dass man so in einer Arbeit, einem Hobby oder einer Beziehung aufgeht, dass man Zeit, Ort und sich selbst regelrecht vergisst und keinerlei Ichbewusstsein mehr hat. Viele von uns erleben das bei kreativen Tätigkeiten. Aber klingt diese Beschreibung nicht auch vertraut, wenn man an Autismus denkt? Tatsächlich entspricht ein Aspekt der Selbsttranszendenz, die Selbstvergessenheit, genau dem Wortsinn des Begriffs »Autismus«, der von dem griechischen Wort *autos* für »selbst« abgeleitet ist.

  Transpersonale Identifikation meint ein von allen Sinnen und Emotionen getragenes Gefühl der Verbundenheit mit allen beseelten und unbeseelten Dingen im gesamten Universum. Dazu zählen auch enge Bindungen an Menschen, Tiere und die ganze Natur. Nun, sicher kennen Sie jemanden mit Autismus, auf den das zutrifft. Beispiele finden sich im ganzen Buch.

  Mystik schließlich wird als Faszination und Aufgeschlossenheit für Dinge definiert, die von der Wissenschaft nicht erklärt werden können – genau das behaupte ich hier im Hinblick auf Menschen mit Autismus.

- Der Neurowissenschaftler Dr. Andrew Newberg von der School of Medicine an der University of Pennsylvania hat mit bildgebenden Verfahren das Gehirn von Testpersonen beim Meditieren oder Beten untersucht und ist zu erstaunlichen Ergebnissen gekommen, die auch für den Bereich Autismus gelten.

  Messungen der Durchblutung zeigten an, welche Hirnareale beim Meditieren Empfindungen hervorbringen. Der seltenste Seinszustand, »absolutes Einssein«, wird teilweise in Verbindung mit Rhythmus erreicht, wozu auch sich wiederholende Bewegungen gehören – die dem ständigen Schaukeln, In-die-Hände-Klatschen oder Faden-Kreisen-Lassen, wie es von manchen Personen mit Autismus gehandhabt wird, nicht unähnlich sind! Diese Personen finden in der kontrollierten *Gleichförmigkeit* der Bewegung Trost. (Auch neurotypische Personen tun das bis zu einem gewissen Grad, es wirkt nur weniger übertrieben und sozial akzeptabler, etwa ständiges Wippen mit den Beinen oder Drehen an den Haaren.)

  Menschen mit Autismus wirft man solche »stumpfsinnigen, zwecklosen« Aktivitäten oft vor, während ich sie immer als funktionale, selbstentdeckte Bewältigungsmechanismen verteidigt habe – sie bilden einen Fokus, der vor der sensorisch zudringlichen »realen Welt« schützt.

  Heute glaube ich, dass die Konzentration von Meditierenden auf ein Wort, einen Ton oder ein Bild noch einen zweiten Zweck verfolgt. Denken Sie nur an das musikalische Hochgefühl, das sich durch gregorianische Gesänge oder indische *Bhajans* einstellt, oder an die rhythmische Ekstase der türkischen Sufi-Derwische oder mancher afrikanischer Ethnien.

  Auch die Vorstellung, sich in einer repetitiven Bewegung oder Vokalisierung zu »verlieren«, fügt sich in Dr. Cloningers Selbsttranszendenz-Skala ein: Die häufige autistische Empfindung, vom eigenen Körper und den eigenen Gliedmaßen losgelöst zu sein, wird wissenschaftlich als »Propriozeption« bezeichnet.

- Dr. Newberg entdeckte außerdem, dass der Stirnlappen und das limbische System seiner Probanden um so mehr »erwachten«, je intensiver sie beteten oder meditierten. (Das limbische System ist die Schwelle für die Sensibilitäten und Emotionen des Gehirns und wird bei der Verarbeitung von Sprache aktiviert.) Gleichzeitig wurde bei Dr. Newbergs Patienten der Scheitellappen, der für die Orientierung in Zeit und Raum zuständig ist, stumpfer.

  Es überrascht nicht, dass die aktuelle Autismusforschung sich ebenfalls auf diese drei Hirnareale konzentriert: den Stirnlappen, das limbische System und den Scheitellappen. Dr. Eric Courchesne führte an der University of California in San Diego mit dem Kernspintomografen Untersuchungen durch, bei denen laufend die mit Autismus in Verbindung stehenden Hirnregionen erforscht wurden. Sie zeigten bei vielen Personen mit Autismus tatsächlich einen Verlust von Scheitellappengewebe – was die natürliche Tendenz impliziert, sich in Raum und Zeit »verloren« zu fühlen oder nicht zwischen »eigener Körper« und »nicht eigener Körper« unterscheiden zu können, ganz ähnlich dem »stumpfen« Zustand einzelner Hirnareale bei Newbergs Probanden.

- Newberg fand überdies heraus, dass Meditation die Serotoninproduktion des Gehirns erhöht. (Serotonin ist ein wichtiger »Wohlfühl«-Botenstoff, der den Schlaf, die Stimmung, die Körpertemperatur, den Appetit und einige sensorische Wahrnehmungen steuern soll.)

  In *Das Gottes-Gen* behauptet der Genforscher Dr. Dean Hamer, dass »Serotonin das Bewusstein auf viele Weisen beeinflusst, die mit Selbsttranszendenz und Spiritualität zu tun haben.« Und wissen Sie was? Seit 1961 durchgeführte Studien haben gezeigt, dass viele Personen mit Autismus einen *erhöhten* Serotoninspiegel haben – das heißt, eine weitere Veranlagung zu einem veränderten Bewusstsein.

  Noch während der letzten redaktionellen Arbeiten an diesem Buch wurden wichtige Forschungen bekannt, die am Vanderbilt Center for Molecular Neuroscience und am Vanderbilt Kennedy Center for Research on Human Development durchgeführt worden waren und eine Verknüpfung zwischen Serotonin und Autismus herstellten. 1961 schätzte man, lediglich 25 Prozent der Personen mit Autismus hätten einen erhöhten Serotoninspiegel, aber damals galt Autismus als selten. Heute nimmt man an, dass mindestens die Hälfte der Personen mit Autismus auch einen hohen Serotoninspiegel hat. Dr. Newberg stellte bei seinen Untersuchungen fest, dass die neurotypischen Probanden, die am wahrscheinlichsten »spirituell« waren, einen niedrigen Serotoninspiegel hatten.

Dagegen hatten diejenigen, die religiös hätten sein können, aber nur »glaubten, was sie sahen«, einen höheren Serotoninspiegel. Aber hier wurden Überzeugungen bewusst ausgewählt, und ich behaupte, dass die Auswahl der Probanden – soweit Autismus betroffen ist – keinen Unterschied macht, weil diese Menschen *von Natur aus* spirituell sind und keine Veranlassung haben, an ihrem Erleben zu zweifeln.

- In *Das Gottes-Gen* erörtert Dr. Hamer auch eine Fähigkeit zur Bewusstseinsveränderung, die sich einer häufigen Form von Schläfenlappen-Epilepsie verdankt, die sich auf das limbische System auswirkt. Während der subtilen, manchmal kaum nachweisbaren Anfälle – die im Laufe ihrer Geschichte für manche Personen spirituelle Implikationen haben – sind traumähnliche Halluzinationen üblich.

  Eine 2002 in der Zeitschrift *Brain* veröffentlichte Studie betrachtete die Anfallsaktivität von Kindern mit Autismus, die tuberöse Sklerose (TS) aufweisen. Diese Studie offenbarte unter anderem »eine mögliche Verbindung zwischen Schläfenlappen-Epilepsie und der Entwicklung einer Autismusspektrum-Störung bei Kindern mit TS«.

  Eine Studie des Penn State College of Medicine mit dem Titel »Review of Current Thoughts on Localized Structural Lesions in Autistic Disorder« (»Überblick über aktuelle Gedanken zu lokalisierten strukturellen Läsionen bei der Autismus-Störung«) kam zu dem Ergebnis: »Die Dysfunktion der Scheitellappenregion könnte an fast allen klinischen Symptomen des Autismus (perzeptorischen, emotionalen und kognitiven Defiziten) beteiligt sein, da diese assoziativen Areale in hohem Maße mit den Stirn- und Scheitellappen sowie dem limbischen und ihm zugehörigen sensorischen Systemen verbunden sind.« Dies entspricht der Autismus-Forschung von Newberg und der Arbeit von Hamer.

- Eltern und Betreuer wissen, dass Essen für ihren lieben Menschen im Allgemeinen extrem wichtig ist. Essen ist einer der wenigen Genüsse, an denen *alle Sinne* beteiligt sind und die der Mensch mit Autismus täglich genießen kann. Manche würden sogar sagen, ihr lieber Mensch sei total versessen auf Essen. Da Serotonin den Appetit beeinflusst, kann die Serotoninproduktion durch Essen *zunehmen*, vor allem wenn es sich um Süßigkeiten handelt. (Sicher kennen viele von uns einen Menschen mit Autismus, der einen ganzen Schokoladenkuchen verschlungen hat, der unbeaufsichtigt auf der Küchentheke stand.)

  Erzeugen diese Menschen mit Autismus auf natürliche Weise zum Teil durch ihre Ernährung einen erhöhten Serotoninspiegel und »füttern« so ihre Spiritualität? Essen ist nicht nur Nahrung für den Körper, sondern eine Bejahung unseres Menschseins und unserer Freude am Leben.

  Andrew aus Ontario in Kanada sprach von seiner autistischen Kommunion: »Es ist eine spirituelle Erfahrung, mit Freunden eine Mahlzeit zuzubereiten und zu verzehren.«

- Schließlich stellt Dr. Hamer in *Das Gottes-Gen* noch seine eigene Studie vor, bei der er mindestens ein Gen mit der Bezeichnung VMAT2 isolierte, das er als DNA-Marker für Spiritualität identifizierte. Hamer machte VMAT2 als das Gen aus, das »den größten Effekt auf der Selbsttranszendenz-Skala insgesamt und auf der Selbstvergessenheits-Skala« hat.

  Es überrascht nicht zu erfahren, dass VMAT2 den Fluss der Monoamine (einschließlich Serotonin) im Gehirn steuert, »Hirnstoffe, die eine Schlüsselrolle für die Emotionen und das Bewusstsein spielen«, wie Hamer zusammenfasst. Ein Bericht im *American Journal of Human Genetics* vom August 2005 hat bereits einen Zusammenhang zwischen Autismus und einem weiteren Serotonin-nahen Gen namens SERT aufgezeigt. Ich bin gespannt, ob VMAT2 bei der künftigen genetischen Erforschung des Autismus eine Rolle spielen wird.

Brian, ein Mann mit Autismus aus Kanada, hat intime Einblicke in das Konzept der Selbsttranszendenz gegeben, die in der Arbeit von Dr. Cloninger und Dr. Hamer vorgestellt werden:

> Ich konnte einfach nicht verstehen, nicht um alles in der Welt, warum jemand mit anderen konkurrieren wollte (etwa im Sport, beim Kartenspiel, bei politischen Kampagnen oder beruflichen Beförderungen). Ich bewegte mich viel lieber in der Wildnis (und hatte das Glück, am Rand einer ziemlich großen Stadt im südwestlichen Ontario zu leben), wo ich den Flüssen folgen, eine »Beziehung« zu vielen Baumpersönlichkeiten spüren und meinem Gedächtnis die starken Bilder der Landschaft einprägen konnte, als künftige Hommage an ein Leben ohne Konkurrenz – etwas, das damals rundweg geleugnet oder abgelehnt wurde und auch heute noch mit Widerwillen betrachtet wird.
>
> Wenn ich mich in diesen naturnahen Landstrichen aufhielt, empfand ich oft eine intensive Spiritualität, eine »Präsenz«, die ich mir und anderen nicht erklären konnte. Es war dann, als würde ich von diesem Ort nur deshalb so sehr angezogen, damit ich spürte, was »Sein« eigentlich bedeutet. Ich empfand in diesen Momenten eine Gemeinschaft mit allem, was ich sah, hörte, roch und berührte, und ich wollte es nicht loslassen, denn mir war klar, dass es fast unmöglich sein würde, anderen dieses tiefe Gefühl zu erklären, das ich da und dort hatte (vor allem denen, die das Konkurrieren propagierten).
>
> In diesen göttlichen Augenblicken (wenn ich sie so nennen darf) gab es *per se* keinerlei Konkurrenz, und es war, als würde ich etwas bekommen, das über alles »Wissen« hinausging … etwas, das mir sagte, dass weder ich noch andere zu »konkurrieren« brauchten, um den Göttlichen Willen in der Ordnung der Zeit zu spüren. Dieser Göttliche Wille war da, direkt vor mir, solange ich

> allein war und jedes Bedürfnis nach Gemeinschaft wegschob. Einsamkeit war nicht das fehlende Zusammensein mit Menschen, es war das Fehlen der Fähigkeit, den anderen diese Augenblicke erklären zu können ... Trotz all dieser Erfahrungen wird mir [von Geistlichen] ständig gesagt, diejenigen, die Gott anbeten wollten, müssten zusammenkommen, und Gott hätte Seinem Volk befohlen, Ihn anzubeten. Wenn ich ihnen gegenüber die Notwendigkeit in Frage stelle, »leibhaftig« zusammenzukommen (denn in meinen Augen bin ich bei diesen »göttlichen Erfahrungen« mit vielen anderen im Geiste »zusammen«), tun sie meine Äußerungen ab und sagen, sie würden nicht der »wahren Bedeutung« von »Gottes Willen« entsprechen. Aber das entfernt mich nur weiter von Geistlichen und führt mich zu immer mehr persönlichen Erfahrungen mit Gott.

Die Forschungen von Dr. Harald Koenig, Psychologe und Co-Direktor des Center for Spirituality, Theology and Health an der Duke University, sind wie ein Echo auf diese Eindrücke. Dr. Koenig schlägt sogar vor, Spiritualität als Mittel gegen Depressionen zu betrachten. »Religiöse Menschen haben im Allgemeinen eine positive Weltanschauung«, sagt Koenig. »Sie glauben, dass es einen Grund für ihr Hiersein gibt. Sie sehen einen Sinn, einen Zweck in ihrem Leben und haben Hoffnung ... Sie glauben, dass Gott bei ihnen ist und ihnen Kraft gibt.« Dr. Koenigs Beobachtungen unterstreichen die Glaubwürdigkeit von Menschen mit Autismus, die wie Matthew kommunizieren: »Ich bin ein Mann. Lange Zeit wurde ich als Kind behandelt. Wenn ich schwach bin, laufe ich zu Gott. Er sagt, ich wäre stark.«

Aber lassen wir Wissenschaft und Forschung einmal beiseite – in der normalen Bevölkerung bleiben manche Menschen bei ihrem spirituellen Glauben, weil ihnen bestimmte Kernüberzeugungen anerzogen wurden. Andere finden zu ihrem Glauben durch ein Ereignis, das ihr Leben verändert, durch eine persönliche Tragödie oder einen großen Verlust.

Heidi dagegen, eine Fachkraft aus Ohio, distanzierte sich zum Teil deshalb vom Spirituellen, weil sie erlebte, wie Personen mit

Autismus und andere schlecht behandelt wurden. Sie ist dabei, ihren Glauben wiederzuentdecken, und schreibt:

> Ich arbeite jetzt seit einundzwanzig Jahren im Bereich geistige Behinderung/Entwicklungsstörungen, und ich habe gesehen, wie fürchterlich Menschen mit Behinderungen behandelt wurden. Dass ich nicht an Gott glaube, hat zum Teil damit zu tun, dass ich gesehen habe, dass die schlechte Behandlung stattfindet und nicht viel dagegen getan wird. All das trug dazu bei, dass ich selber keinem Glauben anhing, aber unter der Oberfläche hatte ich immer das Gefühl, dass da mehr vorging, als die meisten Menschen wahrnehmen.
>
> Einer meiner härtesten Fälle war ein junger Mann mit Autismus, der ein so schweres selbstverletzendes Verhalten an den Tag legte, dass er 100 Prozent der Zeit fixiert war; außerdem schrie er nonstop. Vom ersten Tag an, an dem ich ihm begegnete, wurde er zu einem der besonderen Menschen in meinem Leben, und jedes Mal, wenn er mich sieht, blickt er mir sofort tief in die Augen und reagiert dann mit einem Lächeln. Obwohl ich seine Situation als Beweis dafür ansah, dass es keinen Gott gibt, wusste ich immer, dass er es anders wusste ...
>
> [Ich] bin jetzt wirklich offen für die Einsicht, dass manche schrecklichen Dinge geschehen, nicht weil es keinen Gott gibt oder Gott jemanden verlassen hat, sondern dass vielleicht, wenn es ein höheres Wesen gibt, denjenigen Böses geschehen darf, die dadurch zu besseren Menschen werden.

Auch ich verspürte einmal Heidis spirituelle Beklommenheit und schrieb sie genauso den üblen Behandlungen zu, die *ich* aushalten musste: tägliche Beleidigungen, routinemäßige körperliche Misshandlungen und öffentliche Demütigungen in der Form, dass man sich über meine Vorlieben, meine Art zu sprechen oder meine Körpersprache lustig machte. Ich entwickelte eine bittere, ätzende, snobistisch angehauchte Seite. Sie veranlasste mich zu sarkastischen, zynischen Bemerkungen oder verletzenden Späßen auf Kosten anderer. Meine Stimmung war rührselig und missmutig, oft ging es um Verletzung oder Tod. Ich wollte weh tun, um von meinen eigenen ungelösten Problemen – der Tatsache, dass ich mich selbst nicht akzeptierte – abzulenken. Innerlich fühlte ich mich kalt und grau, hart und hässlich – und ich fühlte mich im Recht. Ich war nicht völlig ohne Mitgefühl, aber sein ferner Schimmer war nur punktuell und matt.

Als ich auf die mittlere Lebensphase zuging, hatte ich noch nicht das Bezugssystem des Asperger-Syndroms, das mir eine rationale Erklärung für mein Leben hätte geben können. Ein Bezugssystem fand ich erst, als ich mich mit Menschen mit Autismus anfreundete, bei denen ich ähnliche Merkmale erkennen konnte. Ich gab mir noch selbst die Schuld, meinen persönlichen Marotten und Eigenarten und meiner Unfähigkeit zu sozialen Beziehungen. Bei alledem wurde ich auch noch so depressiv, wie ich es seit meinen Teenagerjahren immer wieder gewohnt war zu sein. Ich achtete nicht auf die Symptome der Reizbarkeit und Erschöpfung und auf das Gefühl, dass *alles* dermaßen anstrengend war, dass es mir schwer fiel, den Tag zu überstehen. Weil ich nicht auf mich selbst und das, was mein Körper mir sagte, eingestellt war, erhielt ich den ersten von vielen Weckrufen, die laut und deutlich sagten: *Pass auf, zieh Bilanz und vertraue deinem inneren Wissen.*

Im Frühling 1999 fuhr ich von einem Auftrag nach Hause und war mit meinen Gedanken woanders, als mir auffiel, dass ich gerade meine Abfahrt von der Autobahn verpasst hatte. Ich konnte sie mit dem Wagen immer noch leicht erreichen, also fuhr ich aus einem Impuls heraus über den Mittelstreifen, der die Fahrbahnen trennte. Dabei streifte ich ein anderes Fahrzeug, das sich rechts von mir befand. Instinktiv trat ich auf die Bremse und zog wieder auf den Mittelstreifen zurück. Der andere Wagen war ebenfalls von der Autobahn abgekommen, und ich schlängelte mich durch den Verkehr, um an ihn heranzukommen.

Als ich das andere Fahrzeug erreichte, entdeckte ich in ihm eine ziemlich erschütterte ältere Frau, die noch mehr durcheinander war als ich. Auf der Fahrerseite war ihr Wagen auf ganzer Länge beschädigt: eingedrückt und total verschrammt. Sie war zum Glück nicht verletzt und reagierte sehr freundlich und versöhnlich – sie sagte, Unfälle passieren nun einmal. Ich erfuhr schnell, dass sie gerade ihren Mann zu einer dreifachen Bypass-Operation ins Krankenhaus gefahren hatte. Ein Autounfall war wirklich das Letzte, was sie jetzt brauchte! Ich fühlte mich schrecklich! Es war meine Schuld gewesen, denn ich hatte nicht aufgepasst – so lagen die Dinge. Ich war wegen ihr so durcheinander und besorgt, dass ich mich erst überzeugen musste, ob mit ihr alles in Ordnung war, bevor mir überhaupt in den Sinn kam, welchen Schaden mein Wagen davongetragen hatte.

Als ich zur Seite trat und mich meinem Wagen zuwandte, haute es mich beinahe um. Ich konnte *keine* Beschädigung erkennen! Es war nicht zu glauben! Ich sah nichts – keinen Auftreffpunkt, der das schreckliche *Whump!* verursacht haben könnte, als die Fahrzeuge zusammenprallten. Nachdem wir die Versicherungsformalitäten ausgetauscht hatten und die Frau weggefahren war, bemerkte ich schließlich ein paar kleinere Kratzer an der Umrandung des Spiegels auf der Beifahrerseite – dem Gegenstand, der für den Blick zurück und für die Selbstbeobachtung zuständig ist. Das Glas war dort gesprungen, aber das war auch schon alles. Um die Sache wiedergutzumachen, musste ich nun »zurückblicken«, alle Masken ablegen und mich in Demut üben. Das war eine von mehreren spirituellen Lektionen, die noch kommen sollten, ein erster Katalysator, der zu meiner Veränderung beitrug.

Viele Eltern und Betreuer von Kindern mit Autismus erkennen bereits, welche himmlischen Geschenke ihre Kinder ihnen auf vielen Ebenen machen – bei ihnen stammt die spirituelle Überzeugung nicht von einer Katastrophe oder einem Unfall. Sie wurde dadurch eingeleitet oder bestärkt, dass ihr Kind in ihr Leben trat.

2003 untersuchte Tanisha Rose, eine Psychologiestudentin an der Lincoln University in Philadelphia, in einem Forschungsprojekt den Stresspegel von Eltern, die Kinder mit Autismus haben. Eine von Roses vier Hypothesen war, der Stresspegel der Eltern würde abnehmen, je wichtiger die Religion wurde – ein Faktor, der in früheren Stressstudien weitgehend vernachlässigt worden war. Roses Studie zeigte, dass bei Eltern mit hohem Stresspegel positive religiöse Gewohnheiten durchweg fehlten.

Wie bereits gesagt, behaupte ich nicht, *alle* Personen mit Autismus wären spirituell begabt; schon rein logisch kann ich unmöglich die Fähigkeit haben, das zu erkennen! Auch Sie werden vielleicht nicht in der Lage sein, bei Ihrem lieben Menschen etwas Spezielles zu entdecken, das als spirituelle Begabung oder einzigartiges Verhalten beschrieben werden könnte (zumindest auf den Ebenen, über die ich mir Gedanken gemacht habe).

Stuart aus New Jersey, Vater des Teenagers Spencer, schrieb:

> Er scheint die Natur zu mögen, vor allem große Wasserflächen. Das scheint er mit mir gemeinsam zu haben ... Obwohl er keinen angeborenen Sinn für Spiritualität oder Religion hat, besitzt er einen moralischen Durchblick, der zu den am weitesten entwickelten gehört, die mir jemals untergekommen sind. Er hat ein ausgeprägtes Gefühl für Richtig und Falsch, besonders im Hinblick auf Sexualität und Beziehungen. Ich muss jedoch hinzufügen, dass er von seiner spirituellen Seite extrem weit entfernt zu sein scheint und eine Spur atheistisch ist.

Spiritualität am Werk

Ist Spiritualität auch in solchen Fällen am Werk? Die Schönheit dieses Gedankens besteht in seiner Einfachheit. Ja, sie *ist* da, nur zeigt sie sich subtil, still und ganz allmählich. Natürlich braucht Ihr lieber Mensch nicht an irgendwelchen inspirierten Ereignissen beteiligt zu sein wie solchen, die ich hier dokumentiere, damit Sie ihn innig lieben und wertschätzen können. Sie lieben und wertschätzen ihn, weil er *er* ist, und nicht wegen dem, *was* er ist. Spiritualität zeigt sich täglich, durch all die banalen Erfahrungen, an die niemand je gedacht hat. Da ist beispielsweise die Mutter, die mit ihrer Tochter durch eine schneebedeckte Landschaft fährt. Das kleine Mädchen mit Autismus nimmt das alles in sich auf und bemerkt ehrfürchtig, die Landschaft sähe aus wie Puderzucker, und das tut sie tatsächlich – eine Sichtweise, die der Mutter nie aufgefallen wäre und die ihr jetzt lieb und teuer ist.

Alltagsspiritualität offenbart sich auch dadurch, wie der Mensch mit Autismus die beste Methode findet, seine Bedürfnisse befriedigt zu bekommen, ohne dass ein anderer ihm mit seiner Weisheit oder seinem professionellen Fachwissen dabei hilft. Es sind diese einfallsreichen Momente selbstständig entdeckter Bewältigungsstrategien, bei denen Sie sich vielleicht fragen, wie um alles in der Welt er oder sie das allein herausfinden konnte!

Bill wurde im Herbst 2003 Witwer. Als Vater zweier Kinder machte er sich natürlich Sorgen um seinen Jüngsten, Chris, einen brillanten Neunjährigen mit Autismus. Bill schrieb:

> Meine Frau trennte nur noch wenige Tage vom Tod. Ihr Körper verfiel immer mehr. Sie hatte geschlafen, als sie plötzlich zu mir hochsah und sagte: »Du bist ein guter Mann, Bill. Ich mache mir Sorgen um dich. Ich mache mir keine Sorgen um Chris. Er ist sehr stark. Such ihm jemand Nettes.« Ich versicherte ihr, ich würde sie immer lieben und mich um die Kinder kümmern.

Wie sich herausstellte, wuchs Chris innerhalb eines knappen Jahres nach dem Tod seiner Mutter schnell heran und wurde immer unabhängiger. Bill bemerkte: »Es hat sich gezeigt, dass Chris der Stärkste von uns allen ist.« Er fuhr fort:

> Chris bat mich, alle Nahrungsergänzungsmittel und Medikamente bei ihm abzusetzen, und verlangte seinen eigenen Rhythmus und seine Unabhängigkeit. Das hat mir erlaubt, mein Leben wieder mehr in Besitz zu nehmen. Chris hat mir Zuversicht und eine Vision von der Zukunft gegeben. Chris hat mir beigebracht, um was es bei der Liebe und im Leben geht. Er ist mein Gewissen. Meine Frau leitet mich nach wie vor an. Wir vermissen sie … Wir sehnen uns nach ihr.

Chris war immer ein Junge weniger Worte, obwohl er sich beharrlich bemühte, seine stimmlichen Äußerungen allen verständlich zu machen. Eine besondere Herausforderung war es für ihn, das Wort Wasser so zu artikulieren, dass es wie WAS-SER klang. Als er eines Tages mit seinen Lehrern extrem ungeduldig wurde, griff er sich seine Kommunikationshilfe und tippte »AQUAFINA« – eine absolut akzeptable Alternative, die dieselbe Sache bezeichnete und seine Bedürfnisse befriedigte (ein Hauch des Sarkasmus seiner Mutter schimmerte durch, sagt Bill).

Ist es nicht plausibel, dass eine Person mit Autismus absichtlich und durch höchsten Plan ins Leben von Eltern tritt, die sie am meisten brauchen? Deirdre ist die Mutter eines wundervollen neunjährigen Sohnes, bei dem, so ihre Definition, »zufällig das Asperger-Syndrom diagnostiziert wurde«. Deirdre hat nicht erlebt, dass ihr Sohn nach außen hin irgendeine spezielle spirituelle Begabung demonstriert, obwohl sie berichtet, er hätte vor kurzem angefangen, nach Gott, dem Himmel und der menschlichen Moral zu fragen und zu forschen. Bei Deirdre haben die Geschenke, die ihr Sohn ihr einfach dadurch macht, dass er in ihrem Leben ist, sich zu einer generellen Wertschätzung für andere entwickelt.

In Bezug auf ihren Sohn bemerkt sie:

> Es war schwer herauszufinden, wodurch er sich eigentlich unterschied. Er war nicht wie andere Kinder, so viel wussten wir. Aber die Einsicht, dass er neurologisch anders ist und nicht vorsätzlich stur und unkooperativ, eröffnete uns ganz neue Möglichkeiten. Die Diagnose gab uns einen Leitfaden an die Hand, durch den wir erkannten, wie wir ihm helfen konnten, sich in der Welt zu behaupten. Ein Nebeneffekt dieser Einsicht dämmerte mir erst allmählich. Die Diagnose meines Sohnes hat es mir ermöglicht, mich in meiner Welt zu behaupten und sie gleichzeitig durch eine andere Brille zu sehen.
>
> Ich urteile jetzt weniger über die Menschen, die mir im Alltag begegnen. Ich bin bereit in Betracht zu ziehen, dass der schroffe Geschäftsmann oder der merkwürdige Angestellte im Lebensmittelmarkt vielleicht einfach mit sozialen Fertigkeiten kämpft. Ich denke an die Menschen in meinem Leben, die als »brillant, aber faul« oder »Angeber ohne Benehmen« etikettiert wurden, und sehe hinter die Etiketten. Ich bin offener dafür, das Gute in diesen Menschen zu sehen, ohne sie automatisch abzuwerten.

> Die Welt ist voll von allen möglichen Menschen. Sie haben ausnahmslos Stärken und Schwächen. Ich möchte, dass die Leute meinen Sohn ansehen und die Schönheit und Anmut in seinem Innern sehen. Weil ich mir das für ihn wünsche, sehe ich mir diejenigen genauer an, die von so vielen übergangen werden. Und mein Leben ist unvergleichlich reicher geworden.

Betrachten Sie die Geschichten, die in den nächsten Kapiteln folgen, bitte mit Staunen und Ehrfurcht und nicht mit Neid oder Enttäuschung, weil Ihr lieber Mensch mit Autismus nicht ähnliche Erfahrungen macht.

Wir *alle* besitzen spirituelle Gaben, durch die wir anderen dienen können, vornehmlich wenn wir herkömmliche Begrenzungen aufgeben und offen bleiben. Wer solche Gaben besitzt – auch der Mensch mit Autismus – weiß im Allgemeinen nicht, dass etwas Besonderes an ihm ist. Diese Gaben stellen sich auf natürliche Weise als Nebenprodukt des Menschseins ein.

Das bloße Herbeiführen der drei Wunder hat das Potenzial, unsere Beziehung zu dem Menschen mit Autismus erheblich klarer zu gestalten. Im Übrigen ist nur der Himmel die Grenze, was in den Überlegungen von Sharon Marie aus Edmonton/Kanada über ihr eigenes Asperger-Syndrom anklingt:

> Es ist wirklich ein Segen, dass wir hochfunktionale Autisten in unserer Welt haben. Ich glaube, dass sie eine höhere Seinsebene leben. Durch ihr tiefes Verständnis und ihre Verbundenheit mit dem Universum und unserer Erde spüren sie, was ein Blatt spürt, sie können Kälte riechen, sie sind wirklich im Jetzt. Diese besonderen Wesen können uns durch die Gaben, die sie zu bieten haben, sehr viel beibringen. Die Kreativität und Intelligenz von Menschen mit Asperger-Syndrom haben zu einigen unserer größten wissenschaftlichen, technologischen und künstlerischen Fortschritte geführt. Wenn wir nur unsere Herzen und Köpfe öffnen könnten, um die Andersartigkeit dieser erstaunlichen Menschen zu preisen! Dann könnten wir vielleicht zu einer Welt des Friedens finden wie der in John Lennons Song *Imagine*.

Lassen Sie uns nun unsere Reise fortsetzen, und beschäftigen wir uns mit einigen ausgewählten Bereichen, in denen die Gaben mancher Menschen mit Autismus, so erstaunlich sie auch sein mögen, sich besonders deutlich zeigen. Sie werden geschildert von den Betroffenen selbst, ihren Eltern und Betreuern.

Teil II
Göttliche Erfahrungen

3

Ohne Worte sprechen

Wenn wir an das autistische Erleben denken, kommen uns zumeist Menschen in den Sinn, die Beschränkungen oder Schwierigkeiten beim Hervorbringen der Lautsprache aufweisen. Andere sind überhaupt nicht auf Sprache hin »verdrahtet«. Unser Schöpfer macht keine Fehler, und das Nicht-Sprechen ist einfach und natürlich ein gewolltes Merkmal ihrer inneren Schönheit. Nur wenige von uns wissen, wie es ist, wenn der Gebrauch der Stimme eingeschränkt ist oder ganz wegfällt, wenn wir von vorübergehenden Kehlkopfentzündungen oder den Beschwerden nach einer Mandeloperation einmal absehen.

Die verstorbene Schriftstellerin Sally Siegel verglich ihren durch einen Schlaganfall hervorgerufenen Sprachverlust mit dem von Personen mit Autismus: »Ich konnte jetzt die einfachsten Wünsche nicht mehr mitteilen, verstand aber alles, was um mich herum geschah … Ich entwickelte auch die eigenartige Gewohnheit, Ja zu sagen, wenn ich Nein meinte, und wusste dabei genau, dass ich mich falsch ausdrückte.« Obwohl Siegel wenig später ihr Sprechvermögen zurückgewann, erlebte sie intensive Frustrationen und eine erniedrigende und unsensible Behandlung durch andere. Das machte sie sehr nachdenklich in Bezug auf Menschen, die langfristig die Sprache verlieren, und steigerte ihre Wertschätzung für solche Personen beträchtlich. Sie schrieb über sie: »Ich hoffe, dass die Gesunden unter uns sich klar machen, dass der geliebte Mensch sich nicht verändert hat. Er ist lediglich auf das Gefängnis seines Körpers begrenzt. Der Geist ist weiterhin frei.«

Stellen Sie sich einmal vor, wie es wäre, wenn solche vorübergehenden Erfahrungen länger anhielten und zu einer Daseinsform würden, bei der unsere Kommunikation auf nachäffende Pantomimen in einer unerbittlichen Darstellung von Scharaden beschränkt wäre. Genau das ist die Muttersprache vieler Menschen mit Autismus. Wie würden wir unsere elementarsten Wünsche und Bedürfnisse äußern, von Schmerz und Unbehagen ganz zu schweigen? Bedenken Sie auch, wie viel Zeit schweigend verbracht werden würde oder mit Innenschau, Kontemplation, Besinnung oder anderen tiefgründigen Gedanken. Von den frustrierenden Untaten und sozialen Ungerechtigkeiten, die wir von denjenigen hinnehmen müssten, die uns jede Intelligenz absprechen, möchte ich gar nicht erst reden. Um der Erziehung unserer Seele willen würden wir solche Prüfungen ertragen.

Aber es gäbe auch lange Zeitabschnitte, die wir in tiefer Meditation verbrächten. Mutter Teresa wiederholt überall in ihren Schriften: »Gott liebt die Stille.« Andere spirituelle Visionäre beteuern, das Göttliche finde sich in der goldenen Stille unseres Selbst. Und Dr. Wayne Dyer lehrt: »Wenn ihr mit der Stille verschmelzt und eins mit ihr werdet, verbindet ihr euch wieder mit eurer Quelle und erfahrt den Frieden, den manche Gott nennen.«

Das Recht auf Kommunikation

Das Fehlen einer Lautsprache bedeutet gewiss nicht, dass jemand nicht den Wunsch hat, sich mitzuteilen. Das Recht auf Kommunikation gehört zu den grundlegendsten Menschenrechten. Auf der Suche nach dem Kommunikationsweg, der dem stimmlosen Menschen mit seinen individuellen Eigenheiten am besten entspricht, wobei es auch mehrere solcher Wege geben kann, *müssen unbedingt* alle alternativen Möglichkeiten der Kommunikation ausgeschöpft werden. Hier nur ein paar Beispiele für Kommunikationswege, die Barrieren durchbrechen:

- Eine Sprachtherapie ist für jeden empfehlenswert, der sich bemüht, sich sprachlich zu artikulieren. Das zeigt enormen Willen und das Wissen, dass die Welt denen, die sprechen, am ehesten entgegenkommt. (Manchmal sprechen Personen, die zu handschriftlichem Schreiben fähig sind, das Geschriebene gleichzeitig laut mit.) Fördern Sie dieses Engagement durch Aktivitäten, die Ihnen beiden Spaß machen, oder indem Sie Themen in den Mittelpunkt einer Unterhaltung stellen, die Ihren lieben Menschen am leidenschaftlichsten interessieren.

- Musik ist ein notwendiger Bestandteil des Lebens, der heilt und beruhigt. Sie ist für viele Personen mit Autismus eine extrem wichtige universelle Sprache und kann eingesetzt werden, um durch Singen erkennbare Vokalisierungen hervorzulocken, wobei durch den aktiven »Ruf« und die »Antwort« des musikalischen Flusses auch eine Wechselwirkung erzielt werden kann, die sich sehr positiv auf Beziehungen auswirkt.

- Der Selbstausdruck durch Kunst ist ebenfalls eine wahrhaft universelle Sprache. Die Schönheit von Farben, Umrissen und Formen werden von jedem verstanden, der etwas erschafft, auch vom Betrachter, der das Geschaffene mit seinen Sinnen in sich aufnimmt.

- Bitte beschränken Sie die Zeichensprache als wichtigste Kommunikationsform auf Familienmitglieder und enge Freunde. In unserer Gesellschaft wird sie nicht allgemein verstanden, sollte aber, weil sie so gut funktioniert, im Familienzusammenhang beibehalten werden. (Ansonsten sollte jeder in der Umgebung von Menschen mit Autismus ganz normal reden, denn sonst riskieren wir, ihnen einen Bärendienst zu erweisen.)

- Das Bilder-Austausch-Kommunikationssystem (Picture Exchange Communication System – PECS) besteht aus Bildern, Symbolen und Worten auf persönlichen, handlichen Kärtchen, die dem Anwender jederzeit zugänglich sind. Die Karten teilen einen Wunsch, ein Bedürfnis oder ein Anliegen mit, wenn der Mensch mit Autismus mit seinem Betreuer einen Austausch anstrebt. PECS ist ein wunderbarer Grundstock, vor allem für visuell ausgerichtete Personen, aber leider auf die Parameter begrenzt, die *wir* für den Kommunikationswunsch des anderen *halten*.

- Ergänzende und Alternative Kommunikation (Augmentative and Alternative Communication – AAC) hat mittels technologischer oder einfacher, selbst hergestellter Kommunikationshilfen schon vielen gute Dienste geleistet. AAC beinhaltet Computerprogramme, vorprogrammierte Produkte oder kleine tragbare Textverarbeitungssysteme. Viele von ihnen haben ein Display, eine automatische Wortergänzungsfunktion (sobald die ersten Buchstaben eingegeben sind), eine Tastatur mit Symbolen und eine Sprachausgabe, sodass eine selbstständige Kommunikation möglich wird. Technisch besonders ausgeklügelte Geräte können sogar durch manuelle Schalter, einen scharfen Blick oder eine Kopfbewegung aktiviert werden.

Gestützte Kommunikation

Die Gestützte Kommunikation oder Facilitated Communication (FC) ist nicht mit dem Oberbegriff »unterstützte Kommunikation« gleichzusetzen. Vielmehr ist sie ein weiterer AAC-Kommunikationsweg. Ihre Grundlage sind sichere und vertrauensvolle Beziehungen und der Glaube an die Kompetenz des Gegenübers.

Bei diesem Verfahren wird jemand, der nicht sprechen kann oder eine begrenzte oder unzuverlässige Sprache hat, von einem loyalen Kommunikationspartner an der Hand, am Handgelenk, am Ellenbogen oder an den Schultern so viel oder so wenig unterstützt wie nötig. Der Partner oder »Stützer« führt den »Schreiber« *nicht* und entscheidet auch nicht für ihn. Die körperliche Hilfe ist vielmehr ein Katalysator, der einen inneren Schalter umlegt, sodass der Schreiber sein Selbstvertrauen anzapfen und Fähigkeiten der motorischen Koordination anstoßen kann, damit Bilder, Symbole, Worte, Gegenstände oder eine Tastatur kraftvoll berührt werden können. (Es ist durchaus nicht ungewöhnlich, dass infolge dieses »Wiederverdrahtungsprozesses« die Lautsprache zurückkehrt.)

Im Gegensatz zu anderen Kommunikationswegen stellt die Benutzung einer Tastatur zur Äußerung der eigenen Bedürfnisse, Gedanken, Gefühle und Wünsche eine *grenzenlose* Kommunikationschance dar. Gestützte Kommunikation ist keine Therapiemethode, sondern lässt die wahre Individualität eines Menschen zum Vorschein kommen, während sie gleichzeitig ein enges Band zwischen Schreiber und Stützer herstellt. Dabei können die Mitteilungen eines Menschen als authentisch betrachtet werden, wenn ungewöhnliche oder überraschende Strukturen, Formulierungen oder Worte auftauchen, wenn Worte falsch, phonetisch oder verkürzt (»for« für 4) geschrieben werden, wenn jemand von sich selbst in der dritten Person spricht oder den eigenen Kosenamen verwendet, oder wenn das, was mitgeteilt wurde, sich als wahr erweist.

In der Vergangenheit wurde Gestützte Kommunikation sehr kontrovers diskutiert. Statt die Effizienz dieser Methode von Person zu Person unterschiedlich zu betrachten, haben die Kritiker einen generellen Stopp ihrer Verwendung befürwortet. Aber dass manche Krebspatienten nicht auf eine Chemotherapie ansprechen, bedeutet noch lange nicht, dass wir sie allen anderen Patienten als Behandlungsmöglichkeit vorenthalten sollten. Inzwischen haben zahlreiche Studien in von Fachleuten geprüften Zeitschriften die Methode wiederholt und unmissverständlich gebilligt.

Oberstes Ziel der FC ist eine eigenständige Kommunikation ohne jegliche körperliche Hilfe, was tatsächlich schon von vielen erreicht wurde. Personen mit Autismus erschüttern auf diese Weise antiquierte Vorstellungen, offenbaren ihre wahre Intelligenz und liefern eine plausible Erklärung für missverstandene, stereotype »Verhaltensweisen«.

Jenn ist ein solcher Mensch, eine junge Frau, deren Leidenschaft es ist, andere zu unterrichten:

> Ich bin so froh, mich mitteilen zu können und andere wissen zu lassen, was ich denke, ob ich glücklich, traurig, wütend, frustriert oder entsetzt bin. All die Jahre, in denen ich stumm war, platzte ich beinahe vor Frust. Mein Verhalten zeigte es. Das Leben ist jetzt ganz anders. Ich trage diesen Frust nicht mehr mit mir

herum. Ich habe noch schlechte Augenblicke, aber nicht mehr schlechte Wochen.

Jahrelang galt Jenn als geistig zurückgeblieben. Heute ist sie eine erfolgreiche College-Studentin in der Abschlussklasse mit Hauptfach Psychologie.

Eine Internetsuche nach AAC oder Ergänzender und Alternativer Kommunikation wird Sie unter anderem zu den Webseiten der Herstellerfirmen von elektronischen Kommunikationshilfen führen. Schulische Betreuer von Kindern mit Autismus, spezielle Erzieher, Logopäden und universitäre Einrichtungen können helfen, die verschiedenen dargestellten Kommunikationsoptionen und ihren alleinigen oder kombinierten Einsatz zu sichten. Entscheidend ist, dass das Recht auf Kommunikation für alle Menschen gewährleistet ist.

Gestützte Kommunikation wirkt auf manche wie eine Befreiung und bringt Erfolge bei Personen, die ansonsten nicht in der Lage wären, sich sprachlich zu artikulieren, etwa Menschen mit Autismus, Parkinson oder zerebraler Kinderlähmung oder solchen, die unter den Nachwirkungen eines Schlaganfalls leiden. FC ist oft eine praktikable Methode für die vielen Menschen mit Autismus, die sich offenbar schon in sehr jungem Alter selbst das Lesen beibringen. In der klinischen Terminologie wird diese früh entwickelte Fertigkeit als Hyperlexie bezeichnet.

Dr. Douglas Biklen ist Direktor des FC-Instituts an der Syracuse University, Dekan der Pädagogischen Hochschule dieser Universität und Koproduzent des 2005 für den Oscar nominierten Dokumentarkurzfilms *Autism is a World*. Biklen, der FC in den Vereinigten Staaten als Erster bekannt machte, bemerkte schon 1991: »Wir stellen fest, dass die meisten Personen, mit denen wir arbeiten, bereits lesen können. Besonders überrascht es, diese Lesekompetenz schon bei sehr kleinen Kindern, sogar Dreijährigen, zu erleben.«

Mein Freund Mark antwortet denen, die seine Lese- und Schreibfertigkeit anzweifeln: »Ich war ein Schwamm und saugte die Welt auf, die mich umgab. Weil ich nicht sprechen oder fragen konnte, nahm ich alles in mich auf und legte es zur späteren Verwendung in meinem Gehirn ab. Ich dachte, irgendwann würde ich schon in der Lage sein, mich mitzuteilen.«

Eine weitere Erklärung kommt von Matthew, einem sechsunddreißigjährigen Mann: »Ich las, indem ich den Blick auf der Seite ließ, die an mir vorüberzog. Ich las die ganze Seite auf einmal. Sie lesen jeweils nur einen Satz.«

Izzy versucht zu artikulieren, was bei diesem Vorgang mit seinen FC-Kommunikationspartnern geschieht: »Ich weiß nicht genau, wie ich den exakten Ablauf der Details erklären soll, aber ich kriege den Herzschlag meiner Partner mit – das geht bei manchen Leuten, nicht bei allen –, und dann bin ich in der Lage, zu tippen und mich mitzuteilen.«

Will, ein anderer junger Mann, hält FC nicht nur für eine intellektuelle, sondern auch sehr spirituelle Angelegenheit: »Wenn ich FC mache, offenbare ich meine Seele. Dieser schlichte Vorgang ist intim und sehr persönlich; eine Kommunion zwischen zwei Menschen, die als Gespann fungieren.« Will tippt entweder selbstständig oder mit einer leichten Berührung am Ellenbogen.

Lori teilt sich durch Worte mit, ist aber am eloquentesten, wenn sie FC benutzt:

> Ich habe mir dieses Leben aus dem speziellen Grund ausgesucht, weil ich anderen etwas über Liebe beibringen muss. Die Menschen lieben mich, weil sie mich so sehen, wie ich bin. Es ist schwer für sie, mich zu lieben, weil ich ein Problem habe. Ich kann schlecht sprechen. Ich habe meine besten Gedanken beim Tippen. Das Tippen macht mein Denken stärker. Es hilft mir, meine Gedanken zu ordnen. Ich liebe das Tippen.

Devlyn Lighthawk beschreibt ihren spirituellen Wunsch, anderen mit Hilfe von FC zu mehr Freiheit zu verhelfen:

> FC-Stützer und FC-Schreiber teilen die gleichen unermesslichen Universen spirituellen Lichts, verbunden durch Staunen und Absicht. Ich will einfach eine Brücke sein, denn als FC-Berater bin ich eins zu eins, in beiden Welten, Wissende und Seiende …

zwischen den Sternen und im leeren Raum ... und ich lade die Gabe der autistischen Fähigkeit ein. Ich teile sie.

Die inaktive Sprache

Gestützte Kommunikation ist an Intimität gebunden – genau wie Telepathie. Sigmund Freud, der herausragende österreichische Psychoanalytiker, behauptete, Telepathie sei eine primitive Kommunikationsform, die durch Sprache inaktiv gemacht werde. Wenn wir, wie Sally Siegel, plötzlich auf unbestimmte Zeit zum Verstummen gebracht würden und keine Möglichkeit der Kommunikation mehr hätten, würden wir uns irgendwann zu kleinen Kolonien zusammenfinden, in denen wir die Gedanken und Gefühle der anderen instinktiv und wortlos erfassten.

Ein Kollege nennt Beispiele dafür, wie wir im Alltag oft telepathisch einen »mentalen Schubser« gebrauchen. Er nennt den Menschen, der sich im Fernsehen die Ziehung der Lottozahlen ansieht, die ersten zwei von drei Zahlen richtig getippt hat und im Stillen »will«, dass die dritte Zahl gezogen wird. Oder den Fußballfan, der, sobald der Ball in der Luft ist, telepathisch versucht, ihn in Richtung Tor zu »schieben«.

Andere alltägliche Beispiele sind die mütterliche Intuition, eine »Ahnung« oder ein »Bauchgefühl«, das sich als richtig erweist, wenn sich bei der ersten Begegnung mit einem anderen Menschen eine gute, schlechte oder neutrale »Ausstrahlung« einstellt, oder wenn Sie nach einem kurzen Blick auf Ihr Haustier schon wissen, dass es ihm nicht gut geht.

Wenn wir an Menschen mit Autismus denken, die schweigend leben, ist es sicher plausibel, dass Telepathie ein Kommunikationsweg sein kann. Wir können Telepathie als die Fähigkeit definieren, mental und schweigend einem anderen Wesen Gedanken, Gefühle, Worte oder Bilder in der Absicht zu übermitteln, dass er diese Mitteilungen empfängt, deutet und ihnen entsprechend handelt. Gilt diese Definition nicht auch für die Zeiten, in denen wir schweigend spirituelle Mitteilungen an eine Höhere Macht schicken, an die wir bedingungslos glauben? Das nennen wir dann Meditation oder Gebet. Telepathie sollte nicht voreilig kritisiert werden, denn viele von uns praktizieren sie täglich auf diese Weise. Beten wir nicht im Vertrauen darauf, dass das Universum unsere Gebete erhören und entsprechend handeln wird? Wenn wir nicht an die Macht des Betens glaubten, würden wir doch sicher damit aufhören. Und wenn Gott uns als individuelle, einzigartige und natürliche Kunstwerke nach seinem Bilde geschaffen hat, ist dann nicht vorstellbar, dass jeder von uns die Fähigkeit hat, schweigend mit Ihm *und* miteinander zu kommunizieren?

Jennifer, eine Sozialarbeiterin aus dem Norden Pennsylvanias, beschreibt ihre Erfahrungen mit einem stillen jungen Mann, der eben diese Auffassung vertritt:

> Sid und ich begegneten uns zum ersten Mal bei der Besprechung seines individuellen Ausbildungsplans. Ich war vorher noch nie jemandem mit der Diagnose »Desintegrative Störung im Kindesalter« [einem Erleben im Autismusspektrum] begegnet und wusste nicht genau, was ich zu erwarten hatte. Sid ist fünfzehn Jahre alt und ziemlich groß. Als ich ihn das erste Mal sah, saß er allein da und arbeitete an einem Puzzle. Sein Lehrer fragte ihn, ob er zu seiner Besprechung gehen wolle. Sid stand auf und ging in eine Ecke des Raums. Dort stand er eine Zeit lang und starrte mich an. Dann beschloss er offenbar, zu seiner Besprechung zu gehen, näherte sich, mich weiter anstarrend, der Tür des Klassenzimmers, und verließ den Raum. Ich folgte Sid und stellte mich vor. Sid sagte: »Hallo Jennifer«, und führte mich zu der Bibliothek, in der die Besprechung stattfinden sollte.
>
> Während des Gesprächs saßen Sid und ich an gegenüberliegenden Seiten des Tisches und begannen mit unserem Austausch. Ich fing an zu denken oder mich zu fragen, was Sid über dieses Gespräch wohl dachte. Was dachte er wirklich? Mochte er seine Lehrer? War das hier für Sid langweilig?
>
> Ich entschied, dass Sid mich vielleicht ohne Worte hören konnte. Warum nicht? Ich fragte Sid, oder besser *dachte* zu Sid hin: ›Ist das für dich langweilig? Was hältst du von diesen Ge-

sprächen?‹ Sid reagierte *tatsächlich*. Er lächelte, sah mich an und fing dann an zu lachen und zu lachen. Etwas war lustig.

Ich war mir nicht sicher. Es war wahrscheinlich Zufall, aber ich musste Sid fragen. Ich dachte: ›Sid, wenn du mich wirklich hören kannst, dann berühre mit dem Stift deine rechte Hand.‹ Wieder reagierte Sid, indem er mich ansah und mit seinem Stift seine rechte Hand berührte. Das war interessant, aber es hätte immer noch Zufall sein können. Ich wusste nicht, was ich ihn noch fragen sollte. Aber ich fing an zu überlegen, dass Sid und seine Familie neu in der Gegend waren, und dachte an die Kontakte, die sie in ihrer neuen Stadt schon geknüpft hatten. Aus irgendeinem Grund begann ich an Weihnachten und die kirchlichen und schulischen Aktivitäten in dieser Jahreszeit zu denken. Ich fragte mich, wie der Feiertag in diesem Jahr wohl für sie ausfallen würde. Sid fing an O *Tannenbaum* zu singen und zeichnete einen geschmückten Weihnachtsbaum in sein Heft. Ich war nicht einmal sonderlich überrascht.

Ich hoffe, irgendwann in diesem Sommer mehr Zeit mit Sid verbringen und mit ihm »reden« zu können. Sid gilt als »nichtsprachlich«. Ich glaube, die Leute hören ihm nur einfach nicht zu.

Möglicherweise sind viele unserer lieben Menschen mit Autismus telepathisch begabt, ohne es richtig zu begreifen. Ein behutsamer und liebevoller Betreuer wäre nötig, um es ihnen zu erklären.

Als Kind habe ich selbst Folgendes erlebt: Ich war mit einem enormen Talent als Künstler gesegnet. Erst nach einiger Zeit begriff ich – durch den sich aufaddierenden Effekt der ehrfürchtigen »Ooohs« und »Aaahs« der anderen –, dass das nicht bei jedem der Fall war. Ich dachte, ich würde genau das Gleiche machen wie alle anderen. Als Person mit Asperger-Syndrom »denke« ich zudem in einem kontinuierlichen Strom von mentalen, visuellen Vorstellungen: in Bildern und Filmen. Ich ging davon aus, dass *jeder* so denkt. Erst in den letzten Jahren habe ich gelernt, wie selten es ist, dass andere derart mühelos und flüssig denken.

Kinder und Tiere nehmen spirituelle Erlebnisse oft nur deshalb wahr, weil sie noch nicht darauf getrimmt wurden, sie *nicht* wahrzunehmen. Denken Sie also daran, wenn Sie diese Vorstellung auf andere anwenden. Es kann sein, dass dem Menschen mit Autismus seine besondere Begabung einfach noch nicht ganz bewusst ist und er deshalb annimmt, *jeder* würde auf diese Weise kommunizieren. Das ist eine autistische Denkweise.

Mitfühlende Übereinstimmung

Viele Personen mit autistischer Erfahrung sind beim Verstehen und Behalten von Informationen extrem visuell orientiert. Es ist wichtig, ihnen Informationen mitzuteilen, ohne sich ausschließlich auf die Lautsprache zu verlassen, den bevorzugten Kommunikationsweg der meisten neurotypischen Menschen.

Für jemanden, der in Bildern denkt, lösen unsere Worte sich in Luft auf, kaum dass wir sie ausgesprochen haben. Sie sind nicht greifbar. Und sie bleiben auch nicht in der Luft hängen, sodass man sich auf sie beziehen könnte. Die meisten Menschen mit Autismus brauchen visuelle Bestätigungen, damit ausgesprochene Gedanken verstärkt und konkretisiert werden. Das geschieht am besten durch eine einfache aufgeschriebene oder aufgemalte Geschichte, die in den Besitz des Menschen mit Autismus übergeht.

Die Geschichte wird mit ihm so oft *visuell* durchgegangen, wie es nötig ist – bis sie ihm zur zweiten Natur wird. So verinnerlicht und behält er die Informationen am besten. Mit behutsamen Aufforderungen und Erinnerungen kann er dann durch die praktische Umsetzung des Gedankens zeigen, dass er ihn verstanden hat. Es kann auch hilfreich sein, ihm Gelegenheit zu geben, die Geschichte selbst zu bebildern, damit sie einen persönlichen Zuschnitt bekommt. (Für Personen, die eher auditiv als visuell veranlagt sind, können diese und andere Geschichten auf einen Tonträger aufgenommen und immer wieder abgespielt werden.)

Hier ein Beispieltext zur Erklärung von Telepathie. Er kann so abgewandelt werden, dass er Ihren Bedürfnissen entspricht.

Meine Gabe

Gott [oder ein Synonym für die Höhere Macht] hat mich als ein wunderschönes Menschenwesen erschaffen.

Wenn Gott Menschenwesen erschafft, segnet Er jeden von uns mit Gaben. Die Gaben sind wie Geschenke, aber wir können sie nicht festhalten oder auspacken. Die Gaben sind vielmehr ein Teil von uns, wie unsere Augenfarbe oder unsere Hautfarbe.

Die Gaben sind immer bei uns.

Gaben können auch Talente genannt werden.

Vielleicht kenne ich jemanden, der die Gabe hat, wunderschön zu singen oder ein Musikinstrument zu spielen.

Vielleicht kenne ich jemanden, der wunderschön zeichnet oder in einer Sportart so richtig gut ist.

Die Leute nennen ihn talentiert, weil er etwas Bestimmtes tut.

Auch ich habe Gaben.

Vielleicht gehört dazu ________________________________ .

Eine meiner Gaben ist, dass ich manchmal vielleicht weiß oder sehe, was andere denken.

Manchmal weiß oder sehe ich vielleicht auch, was andere fühlen.

Das tue ich vielleicht, ohne dass jemand es mir gesagt oder gezeigt hat.

Ich weiß es ganz einfach.

Wenn ich will, erzähle ich diese Dinge Menschen, die ich liebe und denen ich vertraue, zum Beispiel ___________________________ .

Andere wissen oder sehen vielleicht nicht so wie ich, was andere denken und fühlen.

Vielleicht sind sie auch nicht in der Lage, diese Dinge über mich zu wissen.

Ich muss andere Wege finden, ihnen zu sagen, was ich denke und fühle.

Ich will versuchen, dies auf folgende Weise zu tun. (Listen Sie alle effizienten, zuverlässigen und allgemein verständlichen Möglichkeiten auf, durch die dieser Mensch sich mitteilen kann.)

____ .

Wenn ich das tue, können die Leute mich besser verstehen.

Wenn irgendeine dieser Erfahrungen Ihren lieben Menschen mit Autismus aufregt, peinigt und so aus der Bahn wirft, dass er sich nicht mehr auf tägliche Abläufe konzentrieren kann, sollten Sie professionellen Rat einholen, damit psychische Probleme wie akute Angst, die das, was jemand erlebt, verschlimmern kann, ausgeschlossen werden können. Diese Vorsichtsmaßnahme ist kein Angriff auf die Gültigkeit dieser Erfahrungen, sie bietet lediglich eine zusätzliche und verantwortungsbewusste Unterstützung.

Donna Williams, Bestsellerautorin und prominente Autismusvertreterin in eigener Sache, bringt eine interessante Nuance der Telepathie zur Sprache, die Beachtung verdient. In ihrem Buch *Ich könnte verschwinden, wenn du mich berührst* schreibt sie:

> In der Schule passierten merkwürdige Dinge. Ich hatte Tagträume, in denen ich Kinder beobachtete, die ich kannte. Ich sah sie bei den banalsten Dingen: Kartoffeln über der Küchenspüle schälen, sich vor dem Zubettgehen ein Sandwich mit Erdnusscreme machen. Diese Tagträume waren wie Filme, in denen ich eine Sequenz von Alltagsereignissen sah, die in Wirklichkeit keinerlei Bezug zu mir hatten. Ich fing an, die Wahrheit dieser Tagträume zu überprüfen, indem ich mich an die Freunde wandte, die ich in ihnen gesehen hatte, und sie bat, mir Schritt für Schritt ein detailliertes Bild dessen zu geben, was sie in der Zeit, in der ich den Tagtraum hatte, gemacht hatten. Erstaunlicherweise stellte ich fest, dass ich bis ins kleinste Detail richtig gelegen hatte. Das war nicht etwas, was ich steuerte, es kam mir einfach so in den Sinn, und es erschreckte mich.

Ein ausnehmend feinfühliger Mensch mag sich des ungewöhnlichen Charakters seiner Gabe auch bewusst sein. Allerdings kann die Erkenntnis, dass andere im Normalfall nicht solche Visionen haben, ihn stark verunsichern. Dann ist es sehr wichtig, dass diejenigen, die Bescheid wissen, die diesen Menschen lieben und sich zu seinem Besten um ihn kümmern, ihm seine Fähigkeit geduldig, liebevoll und behutsam erklären. Der Betreuer könnte bekräftigen, dass sie ihm von Gott oder einer Höheren Macht verliehen wurde und dass sie zwar einzigartig ist, man sich davor aber nicht zu fürchten braucht.

Rebecca, eine Mutter aus Maryland, teilte einen Vorfall mit, bei dem die nichtsprachliche Kommunikation ihrer Tochter Katie gerade noch rechtzeitig kam:

> Es war 18 Uhr 30 an einem Dienstagabend. Ich traf mich mit acht Freundinnen von mir regelmäßig jeden Dienstagabend, um an einem Gemeinschaftsprojekt zu arbeiten. Wir wollten für unsere Kinder Geld für einen großen Spielplatz auftreiben. Alle Freundinnen brachten ihre Kinder mit, damit sie in meinem Garten in unserer Spiellandschaft spielen konnten. Wir hatten eins dieser großen Spielhäuser auf Stelzen mit Schaukel, Rutsche und Klettergerüst gekauft. Wir beschlossen, es strategisch günstig gegenüber dem Küchenfenster aufzustellen, damit wir von drinnen ein Auge auf die Kinder haben konnten.
>
> Bei dieser Anlage führen zehn Stufen mit Treppengeländer zu einer Art Veranda vor dem Spielhaus. Es hatte eine normale Tür, die auf- und zuging, und Fensterläden vor den Fenstern. Unter dem Haus war ein sehr großer Sandkasten. Die Kinder liebten es, zu uns zum Spielen zu kommen.
>
> Gegen 18 Uhr 45 bereitete ich für einige meiner Freundinnen heißen Tee zu. Bis heute kann ich nicht erklären, was genau geschah. Ich hatte einen plötzlichen Adrenalinstoß, der meinen ganzen Körper erfasste. Und etwas zog mich zum Fenster. Meine Teetasse fiel herunter und zerbrach in tausend Stücke. Mein Herz raste, ich sah aus dem Fenster und stellte fest, dass meine jüngste Tochter nicht da war. Die anderen Kinder waren auf der Schaukel, auf der Wippe oder an dem Klettergerüst, aber Katie war nirgends zu entdecken. Die Tür zum Spielhaus war geschlossen. Die Fensterläden waren geschlossen.
>
> Sie war da drin, und ich wusste es, aber ich wusste auch, dass etwas absolut Fürchterliches geschah. Ich raste aus dem Haus und stürzte die Stufen hinauf – und fand Katie im Schoß eines vierzehnjährigen Jungen aus der Nachbarschaft. Ihre Hose war heruntergezogen, und seine auch. Worte können nicht beschreiben,

was mir als Mutter durch den Kopf ging und was ich empfand. Ich hielt mein Baby fest und forderte den Jungen auf, meinen Garten zu verlassen und nie mehr wiederzukommen.

Meine Tochter war damals drei Jahre alt und ist als geistig stark zurückgeblieben und autistisch diagnostiziert worden. Sie konnte kein Wort sprechen, nur Laute und Geräusche machen. Hatte sie irgendwie ohne Stimme nach mir geschrien? War es mütterliche Intuition gewesen? Ich werde es wohl nie erfahren. Was immer es war, ich danke Gott, dass ich sie rechtzeitig hörte.

Mit Tieren sprechen

Franz von Assisi wurde im dreizehnten Jahrhundert dafür gefeiert, dass er die Fähigkeit besaß, intuitiv mit dem Tierreich zu kommunizieren, mit Geschöpfen jeder Gestalt und Größe, einschließlich Wölfen, Vögeln und sogar Fischen. Einige Personen mit Autismus können häufig nicht nur mit anderen Menschen, sondern auch mit Tieren telepathisch kommunizieren.

Patrick ist ein vierzehnjähriger Junge, der in Pennsylvania auf dem Land lebt. Seine Familie hat neben anderen Tieren auch zwei Pferde. Patricks Mutter Doreen berichtet, dass er von klein auf eine starke, wortlose Verbundenheit mit Tieren an den Tag legte.

Doreen schreibt:

Vor sechs Jahren kauften wir eine Quarterhorse-Stute namens Jesse. Sie war fünf Jahre alt. Ich erinnere mich daran, weil Jesse und Kara [Patricks jüngere Schwester] genau gleich alt sind. Jesse war misshandelt worden. Man durfte nicht in die Nähe ihres Kopfes kommen, und sie hatte schreckliche Angst vor dem Führstrick. Außerdem war sie mit Kühen und nicht mit anderen Pferden aufgewachsen. Jesse ist anders als andere Pferde. Sie ist kein soziales Tier. Es ist ihr völlig egal, ob sie mit anderen Pferden zusammen ist. Für sie ist es in Ordnung, allein zu sein.

Wir bekamen Jesse, und sie lief uns weg, weil sie Angst hatte und sehr schreckhaft war. Also fragten wir die Frau, von der wir sie gekauft hatten, was wir machen sollten. Sie sagte uns, wir sollten Jesse drei Tage lang in der Scheune anbinden und alle paar Stunden mit einem Leckerli hingehen, einem Apfel oder einer Karotte zum Beispiel, damit sie sich an uns gewöhnen konnte und merkte, dass wir ihr etwas zu essen brachten und ihr nichts Böses taten. Auch nachdem wir das tagelang gemacht hatten und Jesse sich an uns und ihr neues Zuhause gewöhnt hatte, ließ sie uns immer noch nicht ihren Kopf berühren. Einmal versuchte ich, sie zum Füttern in die Box zu führen, und sie ging hoch, und meine ganze Hand war aufgeschrammt, weil sie hochgegangen war und ich versucht hatte, den Führstrick zu packen.

Ich rief wieder die Frau an und fragte: »Was stimmt mit diesem Pferd nicht?« Sie wusste nicht, was mit ihm geschehen war; man durfte diesem Pferd einfach nicht nahekommen. Man konnte nicht winken oder sonstwie die Arme heben, ohne dass dieses Pferd ausflippte. Also banden wir Jesse wieder in der Box fest. Dann gingen wir hinaus und wedelten mit den Armen. Ihre Augen wurden weiß vor Angst, und sie riss am Strick. Schließlich gewöhnte sie sich daran, dass wir hereinkamen, und wusste, dass wir ihr nichts Böses wollten. Aber sie konnte sich nicht daran gewöhnen, dass wir mit den Armen wedelten.

Wir hatten Jesse wahrscheinlich nicht einmal einen Monat, als Patrick durch den Zaun auf das Feld kroch, auf dem wir das Pferd hielten. Er war es nicht gewohnt, dass dort Pferde waren. Er sah kein Problem darin, durch den Zaun zu klettern. Er war auf dem Feld und fuchtelte mit einer Fliegenklatsche herum, was Jesse zum Ausrasten hätte bringen müssen. Sie hätte auf ihn losgehen müssen, aber statt dessen trottete sie, wie ich bemerkte, einfach zu ihm hin. Ich versuchte zu Patrick zu gelangen, bevor das Pferd bei ihm war, und stellte fest, dass sie bereits vor Patrick stand. Sie betrachtete ihn ruhig. Sie schnüffelte von hinten an seiner Schulter herum, als wollte sie sagen: »Ich bin da.« Wenn Dan [Patricks Vater], Kara oder ich das gemacht hätten, wäre Jesse ausgerastet. Aber bei Patrick blieb sie ganz ruhig.

Wir bemerkten, wie aufgeregt Patrick wurde, wenn er auf Jesse saß. Er machte dann Geräusche und konnte seine Beine nicht still halten. Seine Beine bewegten sich vor und zurück. Seine Hände bewegten sich vor und zurück. Er zog Jesse an der Mähne. Er berührte ihren Hals an Stellen, an denen sie nicht gern berührt wurde. Wir bemerkten auch, dass Jesse völlig ruhig blieb. Sie ging nicht an die Decke. Ihre Augen wurden nicht weiß vor Angst. Sie blieb ruhig.

Eines Sonntagnachmittags, bei der Hoofbeats Horse Show, war Patrick wieder ganz aufgeregt. Er wollte nicht am Parcours teilnehmen. Er konnte es nicht erwarten, aus dem Ring herauszukommen. Er saß auf Jesse. Er war völlig außer sich. Er wollte nur noch weg. Er hampelte weiter herum und wollte nicht ruhig auf die Bewertung warten. Jesse war so ruhig, dass sie tatsächlich einschlief. Patrick weinte, trat, biss sich in die Finger, total frustriert, aber das Pferd blieb ganz ruhig. Es wusste, dass Patrick auf ihm saß. Es schlief ein. Bei anderen Reitturnieren, wenn Kara Jesse geritten hat, fährt Jesse fast aus der Haut, wenn ein Pferd oder jemand anders eine plötzliche Bewegung macht. Sie kann es nicht ertragen. Sie ist ein sehr nervöses Pferd, sehr ängstlich. Wir sehen dann das Weiße in ihren Augen. Sie hat immer schreckliche Angst in so einer Situation. Aber wenn Patrick in ihrer Nähe ist oder sie reitet, wirkt sie ganz ruhig. Es ist fast, als würde sie Patrick verstehen. Bei Patrick war sie immer ein sehr braves Pferd. Ich habe keine Erklärung dafür, dass Jesse bei meinem Sohn so ruhig ist und warum sie bei Kara sehr nervös ist.

Patrick hat schon immer die Aufmerksamkeit von Tieren auf sich gezogen. Im Grunde war es zunächst unerwünschte Aufmerksamkeit. Tiere, die er nicht kennt, mag er nicht. Wenn fremde Hunde oder streunende Katzen kommen, oder wenn wir zu Leuten gehen, die vielleicht ein Tier haben, geht dieses Tier immer zuerst zu Patrick. Er hat dann sichtlich Angst. Aber statt dass das Tier aggressiv wird, was ja normalerweise der Fall ist, wenn jemand einem Tier gegenüber Angst zeigt, bleibt es ganz ruhig. Es heißt doch eigentlich, man müsse zu seinen Hunden erst eine Beziehung aufbauen, bevor man eine echte Verbundenheit herstellen kann. Aber Patrick hat nie eine Beziehung zu unseren Hunden Missy und Rex aufgebaut.

Im Sommer ist Patrick gern draußen. Es kommt oft vor, dass wir uns auf die oberste Stufe unserer Küchenveranda setzen. Patrick setzt sich dann hin und zieht sich die Tennisschuhe an. Die Hunde wissen, dass Patrick dort sitzt. Während er die Schuhe anzieht, sitzt er sozusagen in der »Falle«. Die Hunde laufen dann herbei und geben ihm Küsschen und wedeln mit den Schwänzen. Sie drängeln sich gegenseitig vor, um Patrick ihre Aufmerksamkeit zu zeigen, was ebenfalls seltsam ist. Es heißt, dass ein Hund einen nicht beachtet, wenn man ihn nicht beachtet, streichelt oder sich mit ihm anfreundet. Patrick hat sich keinerlei Mühe gegeben, diese Tiere zu streicheln oder sich mit ihnen anzufreunden. Wenn er da sitzt, kommen sie einfach zu ihm hin und schlecken ihn ab. Es ist, als wollten sie sagen: »Ich bin hier. Beachte mich jetzt.« Sie freuen sich richtig, ihn zu sehen. Sie können ihm diese Küsschen geben, weil Mama die »Falle« nicht aufmacht. Er reagiert dann so, dass er kichert und lacht, was nur noch mehr Schwanzwedeln und Küsschen zur Folge hat.

Einmal hat ein Nachbar ein paar streunenden Hunden in der Nachbarschaft hinterhergebrüllt. Sie hatten nach einem seiner Enkelkinder geschnappt und waren jetzt in unserem Garten! Ich lief nach draußen, um Patrick vor diesen Hunden zu retten und nach drinnen zu holen. Patrick saß auf der Schaukel, und diese zwei großen Hunde hockten neben ihm! Ich brachte ihn dann ins Haus, denn ich wollte nicht, dass er von den Hunden gebissen wurde, aber die Hunde knurrten mich an – als wollten sie meinen Sohn vor mir beschützen.

Ich habe beobachtet, dass unser Deutscher Schäferhund, Rex, hingeht und sich in die heiße Sonne und nicht in den Schatten eines Baumes setzt, wenn Patrick auf der Schaukel ist und die Nachbarskinder auf ihrer Auffahrt spielen, die in der Nähe unserer Schaukel ist. Der Hund sitzt dann da, den spielenden Nachbarskindern zugewandt, und dreht Patrick den Rücken zu. Er hat ein Auge auf sie, damit Patrick nicht irgendwie wehgetan bekommt oder verletzt wird.

Auch unsere Katze lässt sich von Patrick hochheben. Sie kratzt ihn nicht, was sie bei uns durchaus tut. Manchmal miaut sie, dass es ihr nicht gefällt, aber sie beißt nicht, fährt nicht ihre Krallen aus und kratzt Patrick auch nicht. Sie scheint zu begreifen, dass Patrick irgendwie anders ist als wir. Sie ist sozusagen toleranter dem gegenüber, wie er mit ihr umgeht und sie streichelt.

Es wundert uns, dass ein Tier weiß, dass an Patrick etwas Besonderes ist, und sich entsprechend verhält. Ich wünschte wirklich, einige Erwachsene und andere Leute würden das genauso verstehen und sich ebenso verhalten.

Kristine, Patricks Betreuerin zu Hause, fragte ihn einmal, wie er mit seinem Pferd Jesse kommuniziere. Sie schreibt:

Ich versuchte, ihn die Buchstabentafel benutzen zu lassen. Ich sagte ihm, er könne auf »B« für Bilder, »W« für Worte, »A« für anders oder »NEIN« zeigen, wenn er die Information nicht weitergeben wolle. Er zeigte einfach auf viele Buchstaben, die keinen Sinn ergaben. Ich schrieb dann diese Antworten auf ein Stück Papier und fragte ihn, ob einige davon zutreffen würden. Er zeigte auf das Wort »Bilder«. Ich nehme an, man kann ihm glauben. Ich tue es immer.

Wenn man weiß, dass viele Personen mit Autismus visuell denken und lernen, ist es absolut plausibel, dass Patrick durch die gegenseitige Übermittlung von Bildern mit Tieren kommuniziert. Es ist wie bei einer Fremdsprache, die man erst versteht, wenn man sie beherrscht. Andere haben mir das seitdem bestätigt.

Nach einem meiner Vorträge zum Asperger-Syndrom sagte zum Beispiel eine Frau, die einem Teenager mit Asperger hilft, er hätte ihr erzählt, dass er mit seinen geliebten Pferden mentale Bilder austauscht. Andere hatten ihn ausgelacht, aber zu ihr hatte er so viel Vertrauen, dass er ihr diese geheime Gabe gestand. Eine Mutter erzählte mir, ein Schwarm Delfine sei vor der Küste aufgetaucht, als ihr kleiner Sohn bei untergehender Sonne selbstvergessen am Strand tanzte, und sie seien ihm im Einklang mit seinen Sprüngen und seinem Herumwirbeln im Sand gefolgt. Ich habe mich gefragt, ob dieser »Tanz« auch als Bilderaustausch stattfand.

Die Autismusautorin Temple Grandin, eine anerkannte Vertreterin in eigener Sache, erklärt in ihrem Bestseller *Ich sehe die Welt wie ein frohes Tier. Eine Autistin entdeckt die Sprache der Tiere* detailliert die Ähnlichkeit zwischen in Bildern denkenden Autisten und anderen in Bildern denkenden Geschöpfe. Grandin vermutet, dass »die Stirnlappen von autistischen Menschen fast nie so gut funktionieren wie bei normalen Leuten, sodass unsere Gehirnfunktion letztlich irgendwo zwischen Mensch und Tier angesiedelt ist. Wir benutzen unser Tierhirn mehr als andere Menschen, weil wir es müssen. Wir haben keine andere Wahl. *Autistische Personen stehen Tieren näher als normale Personen.*« (Mit dieser letzten Äußerung meint Grandin natürlich die Reinheit unverdorbener Instinkte, Impulse, Sinne und Emotionen, *nicht* den Intellekt. Mein Hund und ich reagieren zum Beispiel ganz plötzlich auf eine ferne Sirene, bevor sie irgendein anderer hört.)

Über Patricks Beziehung zu Pferden merkte seine Betreuerin Kristine in einer Fußnote noch Folgendes an:

> Eines Tages hatte ich das Privileg, Patrick auf Jesse reiten zu sehen. Als er auf sein Pferd stieg, legte sich ein wunderschöner Ausdruck auf sein Gesicht. Ich glaube, dieser Ausdruck besagte: »Ich bin im Himmel. Was für ein herrlicher Ort.« Ich werde diesen Ausdruck nie vergessen. Er zeigte mir, wie wertvoll und wichtig Jesse für Patrick ist. Ich wünschte, ich wäre eine Künstlerin. Ich hätte ein Bild gemalt.
>
> Als Patrick und ich dieses Jahr auf dem Volksfest waren, fragte ich ihn, was er sehen wolle. Er buchstabierte »PFERDE« auf seiner Buchstabentafel. Ich suchte mit ihm die Ställe auf. Patrick ging ruhig an jedem Pferd vorbei. Manchmal blieb er stehen und wiegte seinen Körper hin und her. Außerdem schlug er sich gegen das Kinn. Für mich sah es so aus, als würde er dem Pferd zuhören. Er blieb nicht bei jedem Pferd stehen, nur bei einigen. Ich fragte Patrick, ob ich ihn mit einem Pferd fotografieren dürfe. Er wurde ziemlich wütend. Ich machte kein Foto.
>
> Dann gingen wir zu den Lamas. Ein Mädchen fragte Patrick, ob er gerne ihr Lama streicheln würde. Das machte er. Ich fragte ihn,

> ob er mir erlauben würde, ihn mit dem Lama zu fotografieren, und diesmal erlaubte er es mir. Nach diesem Erlebnis hatte ich das Gefühl, dass Patricks Beziehung zu Pferden, wie immer sie aussehen mag, eine sehr persönliche und äußerst intime Angelegenheit ist. Er teilt sie mit *sonst niemandem!* Es ist eine Beziehung zwischen ihm und den Pferden. Ich staune immer wieder, wenn ich Patrick mit Pferden zusammen sehe.

Ein anderer kleiner Junge hat eine ähnlich heilige und unausgesprochene Beziehung zu lebenden Geschöpfen.

Jack aus Virginia ist sechs Jahre alt und als »möglicherweise leicht autistisch« diagnostiziert worden. Die folgende Darstellung stammt von seiner Mutter Maria:

> Mein Sohn Jack hatte schon immer eine besondere Zuneigung zu Kühen. Er hat sehr großes Mitgefühl mit ihnen, und sie scheinen das zu wissen. Unser örtlicher Kinderbauernhof hat ein paar Holstein-Kühe, die gewöhnlich am anderen Ende der Weide stehen, wenn wir ankommen. Nach ein paar Minuten ermuntern wir ihn immer hinzugehen, aber Jack beharrt darauf: »Meine Kühe kommen zu mir.« Und das tun sie immer. Sie fangen an zu blöken und schlendern dann gemächlich zu ihm hin, egal wie viele Kinder sonst noch am Zaun stehen.
>
> Einmal besuchten wir eine Audubon-Farm in Ohio. Ein ziemlich krankes Kalb war in der Scheune in einem Pferch untergebracht. Meine Mutter und ich sprachen darüber, dass dieses Kalb wohl nicht mehr lange auf dieser Welt sein würde. Jack kam herein und streckte seine Hand durch das Gatter. Das schwache kleine Kalb stand auf, stolperte auf ihn zu und legte sich an eine Stelle, an der er es streicheln konnte. Es seufzte ständig, eindeutig getröstet.
>
> Als Jack die Scheune verließ, ging er auf die Weide, die voller Vieh war, und setzte sich hin, nicht in die Nähe eines bestimmten Tieres, sondern einfach irgendwohin, glücklich, dort zu sein. Er erfreut sich immer noch an Bildern von diesem Besuch und fragt, wann wir wieder hinfahren.

Auch Schmetterlinge fühlen sich offenbar zu ihm hingezogen. Im Sommer sehen wir ihn oft dasitzen, wie er sich ein Buch oder eine Blume ansieht, und auf seiner Schulter sitzt ein Schmetterling; Schmetterlinge flattern auch über ihm, wenn er im Sandkasten oder im Garten spielt.

Paula aus Peoria in Illinois erzählt von der einzigartigen Verbundenheit ihres Sohnes Sean mit einem Rehkitz. Sie fasst seine mitfühlende Sensibilität in dem Satz zusammen: »Ich weiß, dass durch meinen Sohn mein Leben sehr viel spiritueller geworden ist, als ich mir jemals hätte träumen lassen.«

Ich bin die Mutter von Sean, einem neuneinhalbjährigen autistischen Jungen. Mein Sohn ist ein ganz unglaublicher Mensch. Er hat eine Leidenschaft für Leute, Tiere und die Natur. Tiere fühlen sich zu ihm hingezogen, und er fühlt sich zu ihnen hingezogen. Außerdem ist er sehr spirituell. So lange ich zurückdenken kann, ist er von Gott und der Bibel fasziniert.

Jeden Sommer nimmt mein Sohn an einem Ferienlager teil, das unter freiem Himmel in einem Wildpark stattfindet. Dort gibt es sehr viel Rotwild. Eines Tages kam ich zum Lager, um ihn abzuholen, und ich traf ihn in der Nähe der Unterkunft an. Ich half ihm, seine Schnürsenkel zu binden, als er plötzlich sagte: »Da kommt es!« Ich drehte mich um, und ein kleines Kitz lief auf mich zu. Ich war überrascht und trat beiseite, aber er bewegte sich auf das Kitz zu, das plötzlich im Laufen innehielt, und die beiden starrten sich an. Sie waren tatsächlich nur eineinhalb Meter voneinander entfernt. Er kauerte sich hin, und das Kitz fing an, auf ihn zuzugehen. Eins der Kinder im Camp erschreckte es, und es lief weg, aber es blieb noch einmal stehen, um sich nach meinem Sohn umzusehen. Das Allermerkwürdigste war, dass meine zwei anderen Kinder dabei standen und genau wie ich sofort erkannten, dass das Kitz speziell an Sean interessiert war. Später erzählte er uns, es hätte ihm etwas zu sagen gehabt. Ob das stimmt oder nicht, weiß ich nicht. Ich weiß aber, dass dieses Kitz von meinem Sohn angezogen worden war, und er von ihm.

> Ich erlebe das bei ihm ständig mit Tieren. Auch sein Bruder hat diesen Zusammenhang schon hergestellt und berichtet, er würde es genauso sehen. Er sagt, die Tiere würden Sean umgeben und ihm überallhin folgen, wenn sie im Haus seines Vaters die Enten füttern oder in einen Streichelzoo gehen.

Der fünfzehnjährige Brett, der im Südosten von Pennsylvania wohnt, hat eine starke Affinität zu Pferden und Hunden. Speziell zu Butch, dem schwarzen Labrador der Familie, der sich als sein Beschützer fühlt. Der Hund duldet die raue Behandlung durch Brett, der ihn zum Beispiel als Kopfkissen benutzt, schnappt aber, wenn ein anderer ähnliche Übergriffe wagt. Der Bichon Frisé eines Betreuers läuft los, um Brett am Bus abzuholen, und überschüttet ihn mit Zuneigung, wozu er bei anderen überhaupt keine Lust hat.

Brett hat in seinem Leben nur ein einziges Mal gesprochen – als er mit elf seine Mutter zum letzten Mal lebend sah. Er sagte: »Bye-bye.« Kurz darauf wachte er mitten in der Nacht schluchzend auf. Zu der Zeit starb sie gerade in einem Krankenhaus.

Die Gabe des Wahrsagens

Yvonne ist eine Mutter aus New Jersey. Wie Brett hat ihre Tochter die Gabe, telepathisch zu kommunizieren und Dinge vorauszuahnen. Ihre Tochter ist jetzt siebzehn und leicht autistisch.

Yvonne weiß schon seit einigen Jahren, dass Brenda besondere Fähigkeiten hat. Sie schreibt:

> Als Brenda noch sehr klein war, beantwortete sie Fragen, bevor sie gestellt wurden, ohne dass man ihr irgendeinen Hinweis gegeben hätte. Einmal zum Beispiel war ich am Fahren, und sie saß allein auf dem Rücksitz. Es war ungefähr ein Uhr mittags, und ich überlegte, was ich zum Abendessen machen sollte. Aus heiterem Himmel sagte sie: »Wie wär's mit Spaghetti?«
>
> Es war das erste Mal gewesen, dass sie so etwas machte. Ein andermal befanden mein Mann und ich uns im Dachgeschoss unse-

res Hauses, und Brenda war zwei Stockwerke tiefer im Aufenthaltsraum am Spielen. Es gab weder ein Haustelefon noch Kabelschächte, die die Stockwerke miteinander verbunden hätten. John und ich sprachen darüber, ob wir zusammen ins Kino gehen könnten und was wir uns ansehen sollten. Er ging die zwei Treppen nach unten, und bevor er irgendetwas sagen konnte, sah sie ihn an und meinte: »Ich will nicht ins Kino gehen. Ich will hier spielen.« Er war ziemlich perplex.

Ein andermal brachten wir sie zu einem bekannten Arzt, der längere Zeit im Fernen Osten gewesen war. Nach etwa einer Viertelstunde wandte er sich zu uns um und sagte: »Normalerweise würde ich jemandem, den ich nicht kenne, diese Frage nicht stellen, aber hat Brenda telepathische Fähigkeiten? Sie beantwortet laufend meine Fragen, bevor ich sie gestellt habe.«

Als sie ungefähr zwölf war, verbrachten wir den 4. Juli mit ein paar Freunden auf deren Boot. Wir waren früh am Ort des Feuerwerks, und deshalb hatten wir einen richtig guten Platz. Plötzlich wurde Brenda ganz aufgeregt und sagte zu Bill, dem Kapitän: »Fahr zurück.« Das sagte sie immer wieder, bis er ein Stück weit zurückgefahren war. Das machte er auf ihr Drängen hin noch drei oder vier Mal, aber jeweils nur ein Stück weit. Schließlich schrie sie ihn an: »Fahr jetzt zurück!« Ganz unglücklich gab er nach, damit sie nicht völlig die Fassung verlor. Unnötig zu erwähnen, dass das Feuerwerk nicht stattfand, weil gleich die erste Rakete fehlging und lodernd horizontal auf uns zuschoss. Ihre Überreste kamen fast genau da herunter, wo wir ursprünglich gewesen waren. Außer meiner Familie befanden sich noch fünf andere Personen auf dem Boot und erlebten das mit.

Ein paar Jahre später waren wir wieder mit der Familie, die schon bei dem Vorfall am 4. Juli dabei gewesen war, und noch einigen anderen Leuten, am Strand. Brenda, die still gelesen hatte, wurde plötzlich ganz aufgeregt, fing an zu weinen und sagte: »Es wird Feuer am Himmel außerhalb von Paris geben. Die Concorde wird abstürzen, und Menschen werden sterben. Fliegt nicht mit der Concorde.« Das war an dem Sonntag, bevor zwei Tage später die Concorde abstürzte. Eine Zeit lang riefen die Leute, die das

> miterlebt hatten, uns an und fragten, ob sie mit dieser oder jener Fluggesellschaft fliegen könnten. Ich brauche wohl nicht zu sagen, dass das für uns alle eine bleibende Erinnerung war.

Eine Mutter namens Isabelle, die ebenfalls aus New Jersey stammt, teilte mir ein paar Gedanken über Robby mit, ihren kleinen Sohn mit autistischem Erleben:

> In seiner Gegenwart passieren merkwürdige Dinge. Antworten stellen sich ein, wie aus heiterem Himmel. Er läuft weg oder eine Straße oder einen Gang entlang, an dem wir zufällig auf einen Menschen oder einen Ort treffen, der uns genau die Frage beantwortet, die wir im Sinn hatten. Manchmal reagiert Robby sehr stark auf Menschen im gleichen Raum – Fremde genauso wie Freunde. Er sitzt bei jemandem auf dem Schoß, der es am dringendsten braucht, ohne ersichtlichen Grund. Am nächsten Tag ignoriert er diesen Menschen wieder. Die Katze schläft gerne bei ihm, [beachtet] ihn aber nicht, wenn er wach ist.

Sissi und ihr Sohn Boone, ein begabter Fünfjähriger mit Autismus, stammen aus einer Vorstadt von Albany in Georgia. Boone ist ziemlich versiert darin, mit Computergrafiken, die er im Alter von achtzehn Monaten zu erstellen begonnen hatte, Kunstwerke zu erschaffen. Er ist ganz versessen auf Uhren und Zahlen. Seine ersten Worte waren bereits Zahlen. Mit zweieinhalb Jahren sprach er sie aus, ohne dass jemand ihm etwas über Zahlen oder ihre Bedeutung beigebracht hätte. Im Allgemeinen nennt er immer die genaue Uhrzeit, auch ohne auf die Uhr zu sehen. Er kann selbst die NATO-Zeit, also das europäische 24-Stunden-System mit Zeitangaben wie 17 oder 18 Uhr, genau angeben, obwohl er eine entsprechende Uhr nur einmal gesehen hat.

Boone hat bei vielen Gelegenheiten Bilder geschaffen, die seine Mutter als Vorahnung global bedeutsamer Ereignisse interpretierte. Sechs Monate vor den Terroranschlägen vom 11. September 2001 zeichnete er eine Serie von über einhundert Uhren, die als Zeit 9 Uhr 11 anzeigten. Außerdem zeichnete er einen Feuerball am Himmel über einem Waldgebiet und Rauch, der aus großen Gebäuden mit vielen Fenstern quoll.

Sissi sagte, sie hätte wegen dieser Deutungen ziemliche Kritik einstecken müssen. Aber wer wäre besser geeignet, Boones Arbeit zu interpretieren, als der Mensch, der ihn liebt und ihn am besten kennt? Meine respektvolle Vermutung ist, dass Boone von einer geistigen Autorität Informationen in Form mentaler Eindrücke erhält, wahrscheinlich als Bilder. Ohne Beherrschung der Lautsprache und auf Bilder beschränkt, die ihm über den Computer zugänglich sind, tut Boone sein Bestes, um durch eine Collage von Bildern, die denen in seinem Kopf am ehesten entsprechen, eine »Botschaft« zu vermitten oder etwas zu kommunizieren.

Sissi teilte auch die folgenden Vorfälle mit:

> Boone zeichnete sich mit einem violetten Magic Marker »Prellungen« auf den Arm. Ein paar Tage lang lief er so herum und pflegte seine »Wunden«. Ich dachte, er täte das, um vielleicht Aufmerksamkeit zu bekommen oder Verletzungen zu verstehen. Ich hatte keine Ahnung, was er damit wirklich wollte.
>
> Während sich das abspielte, kam meine Mutter aus South Carolina zu Besuch. Sie trug einen Pulli mit langen Ärmeln. Boone liebt seine Großmutter sehr. Er rannte auf sie zu, aber statt sie wie gewöhnlich zu umarmen, sagte er: »Oh oh, armes Wehweh«, und schlug ihren Ärmel zurück. Sie hatte eine große violette Prellung an ihrem Ellbogen genau an der Stelle, die Boone bei sich markiert hatte. Er zeigte ihr auch sein Wehweh. Wir waren, gelinde gesagt, fassungslos.
>
> Ein andermal fuhren wir nach Atlanta. Boone begann zu schreien, bekam einen Wutanfall und bestand darauf, dass wir anhielten. Wir beschlossen, das zu einem Mittagessen zu nutzen, obwohl wir erst seit einer Stunde unterwegs waren. Wir hielten bei einem McDonalds mit Spielplatz und verbrachten dort ungefähr fünfundvierzig Minuten.
>
> Als wir wieder auf der Straße waren, kamen wir kurz nach der nächsten Ausfahrt an einem riesigen Verkehrsunfall vorbei, in den viele Fahrzeuge verwickelt waren. Sie schleppten gerade die

am schwersten beschädigten Fahrzeuge ab. Wir wären mitten hineingeraten, wenn Boone nicht darauf bestanden hätte, dass wir anhielten.

Wie Boone war auch Teresas Sohn Max besonders sensibel für die Schmerzen und Beschwerden seiner Großmutter. Teresa schrieb aus Bethlehem in Pennsylvania:

> Im August 2004, kurz bevor die Schule wieder losging, machte unsere Familie noch ein paar Tage Urlaub. Wir nahmen meine Mutter mit nach Disneyland. Wir hatten viel Spaß, aber als wir den Park verließen, schubste jemand meine Mutter, sodass sie stürzte und sich einen Arm brach. Der Arm brauchte sechs bis acht Wochen, um zu heilen, und wenn wir sie besuchten, fragte Max oft, ob es ihrem Arm schon besser ginge.
>
> In den ungefähr sechs Wochen ihrer Genesung setzte sie sich nicht ans Steuer. Auf meinem Nachhauseweg rief ich sie von meinem Handy aus an und fragte sie, ob ich etwas für sie einkaufen sollte. Sie sagte mir, was sie brauchte, und bat mich auch, ein Aspirin für ihren Arm mitzubringen. Nach dem Essen gingen Max und ich zum Drogeriemarkt. Unterwegs hielten wir beim Haus meiner Mutter, um zu sehen, ob sie noch etwas brauchte. Wir dachten beide nicht mehr an das Aspirin. Sie erinnerte mich nicht daran, und ich hatte es vergessen. Es wurde also vor Max nie davon gesprochen.
>
> Als wir beim Drogeriemarkt ankamen, gingen Max und ich hinein. Er kam mit, um sich einen Snack auszusuchen. Ich ging den Gang entlang, an dem sich die Snacks befanden, aber als ich mich umdrehte, war Max nicht mehr neben mir. Ich blickte in die Runde und versuchte ihn zu finden. Er war in einem Seitengang verschwunden. Als ich um die Ecke bog, kam er mir mit einer Flasche Advil [Handelsname eines Schmerzmittels] in der Hand entgegen. Er gab sie mir und sagte: »Omi braucht die.« Ich war verdutzt, dass er an etwas dachte, das ich vergessen hatte, und sagte ihm: »Omi nimmt kein Advil, sie nimmt Tylenol.« Er ging zu dem Regal zurück und brachte mir eine Schachtel Tylenol.

> Wir bezahlten unsere Einkäufe und hielten auf dem Rückweg bei meiner Mutter, um ihr die Sachen zu bringen. Als sie das Tylenol sah, sagte sie: »Gott sei Dank habt ihr daran gedacht!« Ich sagte ihr, das wäre nicht ich gewesen, sondern Max. Ich fragte sie, ob sie ihm etwas gesagt hätte, was ich nicht mitbekommen hätte, und sie sagte nein. Sie gab zu, dass sie es ebenfalls vergessen hatte. Max war bei diesem Vorfall noch nicht einmal sechs gewesen.

Viele gehen davon aus, dass dieses »eingeflößte Wissen« das Ergebnis eines speziellen Eingreifens des Schöpfers ist. Derjenige, den die Mitteilung einer Vorahnung am meisten verwirrt, ist wahrscheinlich der Überbringer der Botschaft selbst.

Wie telepathisch begabte Menschen brauchen auch Personen, die Dinge vorausahnen, sehr geduldige, einfühlsame Unterstützung, um ihre Gabe zu verstehen. Wenn seine Erfahrungen Ihren lieben Menschen sehr quälen oder tägliche Abläufe stark behindern, sollten Sie deshalb besser zweigleisig fahren und sich von Fachleuten für psychische Gesundheit beraten lassen. Es ist nämlich durchaus möglich, dass der Mensch mit Autismus Vorfälle, die Schuldgefühle auslösen können, internalisiert und immer wieder vor seinem geistigen Auge ablaufen lässt. Eventuell schimpft er mit sich selbst oder meint, er wäre persönlich verantwortlich für die tragischen Begebenheiten, die er vorhergesagt hat.

Eine Variante des Textes, den Sie von Seite 78 her kennen, kann hier sehr hilfreich sein:

Meine Gabe

Gott [oder ein Synonym für die Höhere Macht] hat mich als ein wunderschönes Menschenwesen erschaffen.

Wenn Gott Menschenwesen erschafft, segnet Er jeden von uns mit Gaben. Die Gaben sind wie Geschenke, aber wir können sie nicht festhalten oder auspacken. Die Gaben sind vielmehr ein Teil von uns, wie unsere Augenfarbe oder unsere Hautfarbe.

Die Gaben sind immer bei uns.

Gaben können auch Talente genannt werden.

Vielleicht kenne ich jemanden, der die Gabe hat, wunderschön zu singen oder ein Musikinstrument zu spielen.

Vielleicht kenne ich jemanden, der wunderschön zeichnet oder in einer Sportart so richtig gut ist.

Die Leute nennen ihn talentiert, weil er etwas Bestimmtes tut.

Auch ich habe Gaben.

Vielleicht gehört dazu ___________________________________ .

Eine meiner Gaben ist, dass ich manchmal vielleicht Dinge sehe, bevor sie passieren. Manchmal sehe ich auch, wie Menschen verletzt werden.

Das tue ich vielleicht, ohne dass jemand es mir gesagt oder gezeigt hat.

Ich weiß es ganz einfach.

Vielleicht macht mir das Angst, oder es verwirrt mich.

Ich löse es nicht willentlich aus, dass solche schlimmen Dinge geschehen.

Sie sind nicht meine Schuld.

Ich sehe sie nur, und das ist in Ordnung.

Wenn ich Dinge sehe, bevor sie geschehen, erzähle ich das Menschen, die ich liebe und denen ich vertraue, zum Beispiel _______________ .

Ich will versuchen, dies auf folgende Weise zu tun. (Listen Sie alle effizienten, zuverlässigen und allgemein verständlichen Möglichkeiten auf, durch die dieser Mensch sich mitteilen kann.)

____ .

Wenn ich das tue, können die Leute mich verstehen und mir helfen, mich besser zu fühlen.

Im Licht wandeln und sich weiterentwickeln

Wie die hier vorgestellten Personen begann auch ich, mir einige der Empfindungen zurückzuerobern, die ich in der Kindheit hatte. Je mehr Kontakte ich zu Menschen mit Autismus und ihren Familien bekam, desto mehr fühlte ich mich akzeptiert. Sie nahmen mich bedingungslos in ihrem Kreis auf. Wieder andere sagten zu mir, ich wäre wie einer ihrer lieben Menschen.

Diese Verwandtschaft ergab sich aus meiner Bereitschaft, meine Geschichte mitzuteilen, mein Menschsein mit allen Fehlern und Schwächen zu offenbaren. Wenn ich bei meiner Arbeit meine persönliche Geschichte einfließen ließ, klang ich immer glaubhaft. Und wenn ich meine Lebensgeschichte öffentlich mitteilte, kamen die Leute fassungslos auf mich zu und sagten: »Wie können Sie so viel über meinen Sohn wissen?«

Es vollzog sich also eine Veränderung, und ich fing an, aus meiner selbst auferlegten Zurückgezogenheit aufzutauchen. Meine Stimmung hob sich, und sonnige Tage schätzte ich nicht länger gering. Als ich mich anderen gegenüber öffnete, verbesserten sich auch unangenehme Eigenschaften an mir, und die Reste meines früheren Selbst fielen in bitteren Scherben von mir ab.

Es hatten sich nicht alle miteinander verschworen, mich zu sabotieren. Es war in Ordnung, Fremde mit einem Lächeln zu begrüßen, statt sie anzustarren oder ihnen aus Selbstschutz ein mürrisches Gesicht zu zeigen. Es fiel mir leichter, aus der Situation heraus zu lachen. Jetzt drehten Babys und kleine Kinder sich um, sahen mir offen ins Gesicht und stellten direkten Blickkontakt her, den ich mit einem Lächeln erwiderte, und ich begann meinerseits, schweigend mit ihnen zu kommunizieren. Ein kleines Kind, das mich sechs Monate lang nicht gesehen hatte, wand sich beim bloßen Klang meiner Stimme aus den Armen einer Betreuerin und reckte sich, um zu mir zu kommen.

Das war ein Fortschritt für jemanden, der als Junge rennende, lachende Kinder auf dem Pausenhof ungläubig beobachtet hatte, weil ihre Kameradschaft ihn verblüffte und verwirrte. Synchronizitäten, »zufällige« zeitliche Zusammentreffen von Ereignissen, erlebte ich jetzt öfter als jemals zuvor. (Ich bezeichne diese Vorfälle inzwischen als »Übereinstimmungen«, kleine Wegweiser, die uns sagen, dass wir genau das tun, was wir tun sollten, und voll im Plan liegen.) Dazu gehörte auch, dass ich jemanden anrief oder anmailte oder an jemanden dachte, nur um zu erfahren, dass er gerade dabei gewesen war, mich zu kontaktieren.

So fiel mir einmal bei einer Internetauktion ein Artikel auf, den, wie ich wusste, ein entfernter Bekannter von mir suchte. Ich schickte ihm eine E-Mail mit dem Link zu diesem Artikel und war überrascht, sofort eine Antwort von ihm zu bekommen – er war bereits online. Er schrieb mir, in den vergangenen dreißig Sekunden hätte er den Artikel ebenfalls entdeckt und sich gefragt, ob ich ihn wohl darauf aufmerksam machen würde. Besonders bemerkenswert an diesem Austausch war, dass er früh morgens um halb vier stattfand! Wenn Sie darauf achten, werden Sie sich wundern, wie oft solche »Übereinstimmungen« Ihrem lieben Menschen mit Autismus oder Ihnen selbst widerfahren.

Oder noch ein atemberaubendes Beispiel: Einmal fragte mich ein junger Klient mit Asperger-Syndrom, der ganz versessen auf *Vom Winde verweht* war, ob ich den Namen des Schauspielers wüsste, der den Vater von Scarlett O'Hara spielte. Ich konnte mich nicht daran erinnern, versprach ihm aber, es ihm bei unserem nächsten Treffen mitzuteilen. Trotz der besten Absichten vergaß ich es bis zum Tag vor unserem Treffen wieder. Aber da las ich nochmals ein Buch, das mit diesem Thema eigentlich in keinerlei Zusammenhang stand und das ich schon vor vierzehn Jahren gekauft hatte, und stieß darin auf einen unheimlichen Hinweis, der deutlich die innere Arbeit unserer unterbewussten Erinnerung zeigt. Dort stand nämlich: »Denken Sie an die Zeit, in der Sie … fast verrückt wurden, weil Sie sich nicht an den Namen des Schauspielers erinnern konnten, der in *Vom Winde verweht* Gerald O'Hara spielte.« Und dann folgte schwarz auf weiß die Antwort: Thomas Mitchell.

Sobald ich das las, fiel es mir aufgrund der ersten Lektüre des Buches wieder ein, obwohl es genauso einfach gewesen wäre, mir irgendeine *Vom Winde verweht*-Webseite anzusehen.

Viele Synchronizitäten waren banal. Was ich in einem bestimmten Augenblick tat, machte irgendwo *Klick!*, brachte sich in Übereinstimmung mit dem großen Ganzen und ging nahtlos in den nächsten Abschnitt meines Tagesablaufs über.

Auch dazu ein paar Beispiele: Beim Weggehen aus der Bibliothek wünschte ich, sie hätten ein weiteres Buch einer Lieblingsautorin von mir, kam an einem Extra-Regal mit den Neuerwerbungen vorbei und fand ihren neuesten Titel. Oder ich sah während eines Spaziergangs eine Nachbarin und dachte unwillkürlich: »Sie ist schwanger.« Zwei Sekunden später hörte ich mit, wie sie jemandem erzählte, sie sei im dritten Monat.

Oft wünschte ich mir, zu einer festgelegten Zeit eine Sache fertig zu haben, das Haus zu verlassen oder von einer Reise zurückzukommen, und es gelang mir auch – auf die Minute genau. (Vor kurzem wollte ich um 18 Uhr 30 die Rückfahrt von einer Geschäftsreise antreten. Ich war nicht nur in der Lage, genau zu diesem Zeitpunkt zu starten, ich kam trotz Regen, Baustellen und einem sich verdunkelnden Himmel *genau* drei Stunden später zu Hause an – von einer Fahrt, die normalerweise gut fünfzehn bis zwanzig Minuten *länger* dauerte.) Und aus solchen amüsanten Kuriositäten wurden bald entscheidendere Dinge.

Eines Tages bekam ich den E-Mail-Entwurf eines neuen Modells zur Unterstützung von Kindern mit Autismus zugeschickt. Der Entwurf beschrieb einen Tagesplan, der mir gefiel, weil die Kinder als einzigartige Individuen akzeptiert wurden und in einem natürlichen, integrativen Umfeld respektvolle Unterstützung erhielten. Einen Vorbehalt hatte ich jedoch.

Nirgendwo in diesem Tagesablauf sah ich Gelegenheiten für »Auszeiten« oder Möglichkeiten, dass die Kinder selbst dieses Bedürfnis durchsetzen konnten. (In meinen anderen Büchern bezeichne ich diese Pausen als »soziale Auszeit«.)

Für Menschen mit autistischem Erleben ist es *harte Arbeit*, in der Pause mit anderen zusammen zu sein, sich auf Gruppeninteraktionen einzulassen oder in Eins-zu-eins-Aktivitäten zu »spielen«. Die Kinder kommen dann von der Schule nach Hause und sind völlig fertig, während die Lehrer sagen: »Aber in der Schule geht es ihm doch gut!« Die Eltern werden oft mit dem Gefühl stehen gelassen, das wäre irgendwie ihre Schuld.

Kinder, die tagsüber »durchhalten« und dann zu Hause vollkommen erledigt sind, besitzen eine riesige, unerkannte *Kraft*. Sie wissen um die soziale Erwartung, es »schaffen« zu sollen, kommen über die Runden und passen sich den ganzen Tag lang *ohne* Pausen oder Auszeiten an. Das ist nicht sinnvoll, wenn wir bedenken, dass *jeder* von uns zeitweise abschaltet: Wir gehen auf die Toilette, machen Zigaretten- und Kaffeepausen, unterhalten uns am Wasserspender oder gehen in der Mittagspause spazieren.

Ich leitete die neue Skizze mit einer Darstellung meiner Vorbehalte an eine Mailing-Liste von Freunden und Kollegen weiter. Einen Namen auf der Liste konnte ich jedoch weder einem Gesicht zuordnen, noch sagte mir die E-Mail-Adresse etwas. Fast hätte ich sie nicht in meinen Rundbrief aufgenommen, aber dann überlegte ich es mir anders und schickte die Nachricht einfach ab. Ein paar Stunden später bekam ich ausgerechnet von dieser Person ein herzliches Dankeschön. Es war die Mutter eines Teenagers, den ich vor ein paar Monaten beraten hatte. Genau die Erfahrung, die ich beschrieben habe, hatte er in *eben* dieser Woche in der Schule gemacht, sodass die Mutter ihn wegen seiner Reaktionen fast hätte einweisen lassen. Sie stellte Nachforschungen an, und es zeigte sich, dass er berechtigte Gründe für seine Wut gehabt hatte.

Ein andermal empfing ich einen »Eindruck« – ein mentales Bild – von einem weiteren Teenager mit Asperger-Syndrom, den ich beraten hatte. In einem Nachgespräch gaben die Eltern an, es würde ihm gut gehen, aber er würde sich zunehmend auf den Wunsch konzentrieren, Freundschaften aufzubauen und akzeptiert zu werden. Einen Monat später bemerkten sie Symptome einer Depression. Die Symptome ließen sich bis zu dem Zeitpunkt zurückverfolgen, an dem ich meinen anfänglichen Eindruck gehabt hatte.

Und bei der Beratung eines nicht sprechenden jungen Mannes in den Zwanzigern hatte ich das Gefühl, er wäre einmal von heißem Wasser verbrannt worden. Mir wurde gesagt, das wäre unwahrscheinlich, denn in seinen Unterlagen gäbe es keinen Hinweis auf einen solchen Vorfall. Ein paar Wochen später erhielt ich einen

Telefonanruf, in dem mir mitgeteilt wurde, eine gründlichere Durchsicht seiner Akte hätte ergeben, dass er tatsächlich einmal beim Duschen verbrüht worden war (ein Mitbewohner hatte die Toilettenspülung betätigt, und die Wassertemperatur war nach oben geschossen). Dieses Wissen führte dazu, dass seine Betreuer nun sensibler und behutsamer mit ihm umgingen.

Die innere Stimme, die mich damals als Teenager vom Selbstmord abhielt, hatte jetzt eine andere Rolle übernommen. Je mehr ich das Asperger-Syndrom als einleuchtende Erklärung für meinen Zustand akzeptierte, desto mehr konnte ich andere Menschen annehmen, respektieren und wertschätzen. Ich fühlte mich in meiner Haut wohler und lockerte nach und nach meinen kontrollierenden Griff – keine einfache Aufgabe für jemanden mit Asperger und einem angeborenen Kontrollbedürfnis!

Meine Bereitschaft zum Loslassen machte meine Arbeit zehnmal effektiver, und ich begann zu erkennen, dass spirituelle Verbundenheit die Grundlage für meine Arbeit bildete.

Es ging ganz einfach um Liebe.

Die Liebe zu einer Höheren Macht erlaubte mir, wie so viele andere Menschen mit Autismus auch spirituell zu werden und tiefe Wertschätzung für die in allem und jedem vorhandene Schönheit zu empfinden, mich an den scheinbar einfachen, aber überaus vielschichtigen Komplexitäten der Natur zu begeistern, frische Luft und den Duft, den sie bringt, genussvoll einzuatmen, und mich über die physischen Merkmale zu freuen, die jeden Menschen zu einem einmaligen Kunstwerk machen.

Ich erlebte eine langsame Wiedergeburt, und meine Sensibilität für andere verbesserte sich deutlich. Zum ersten Mal in meinem Leben *fing ich an, mich für Menschen zu interessieren*.

4

Spirituelle Beschützer

Viele von uns hatten in ihrem Leben Berater oder Lehrer, die sie stark beeindruckten oder bei der Gestaltung ihrer Zukunft eine wichtige Rolle spielten. Vielleicht hat ein liebevoller Verwandter, ein freundlicher Unbekannter oder ein geduldiger Ausbilder uns mit Nachsicht behandelt, uns ermuntert oder gelobt und auf diese Weise gefördert. Viele Menschen glauben, dass wir, so wie wir in der materiellen Welt Beziehungen zu Lehrern unterhalten, von einer nicht materiellen Energie umgeben sind, die sich als spiritueller Beschützer, Lehrer oder Führer zeigt, unser Bewusstsein fördert und uns mit Inspiration versorgt. Es heißt, dass zu diesen Beschützern aus der geistigen Welt auch ein lieber Mensch gehören kann, der verstorben ist, uns aber nahe bleibt. Andere behaupten, unmittelbar vor der Geburt würde uns mindestens ein Geistwesen zugewiesen, das uns ebenso nahe ist.

Jeder von uns bewohnt eine materielle Hülle, einen menschlichen Körper, in dem eine brillante, nicht materielle Energiequelle steckt, eine Seele. Während unser Fleisch und unsere Knochen vergänglich sind, ist die Seele unbesiegbar und unauslöschlich. Sie ist ewig und verströmt reine Liebe.

Wenn die Seele für unsere materielle Hülle keine Verwendung mehr hat, wird sie abgelegt, und dann kehrt sie in die Geistwelt zurück. Es ist wie bei einem wunderschönem Schmetterling, der sich aus seinem Kokon befreit.

Menschen, die am stärksten als anders empfunden werden (also auch unser lieber Mensch mit Autismus), werden von der göttlichen Gnade spiritueller Beschützer sorgsam behütet – von Seelen, die schon in der Geistwelt sind. Anscheinend sind diese Beschützer für Personen mit Autismus besonders leicht zugänglich, worauf ich noch zurückkommen werde.

Um Verwirrung zu vermeiden, möchte ich an dieser Stelle unterscheiden zwischen spirituellen Beschützern und so genannten »Gespenstern« – eine Unterscheidung, zu der ich aufgrund meiner Recherchen gekommen bin.

Gespenster sind erdgebundene Geistwesen, denen nicht bewusst ist, dass sie keinen materiellen Körper mehr haben – mit anderen Worten: Personen, die nicht wissen, dass sie tot sind. Sie begreifen nicht, dass sie loslassen und wieder ins Jenseits finden müssen, um ihre Reise fortsetzen zu können. Andere sträuben sich ganz bewusst gegen dieses Loslassen. Ihre Gründe, erdgebunden zu bleiben, sind völlig legitim. Manche können sich nicht von ihren »unerledigten Geschäften« trennen. Möglicherweise halten extreme, hartnäckige Emotionen sie fest, die sich von Rachsucht oder unerwiderter Liebe herleiten; es kann aber auch an der starken Identifikation mit materiellen Besitztümern liegen, die man nicht im Stich lassen möchte, oder sie klammern sich an einen bestimmten Ort, den sie als Zuflucht verstehen. Wieder andere dieser erdgebundenen Geister sind plötzlich und ohne Vorwarnung verstorben, etwa als Opfer eines Mordes oder eines brutalen Autounfalls.

Wir alle haben schon Geschichten über Gespenster gehört, die jahre- und manchmal jahrhundertelang am gleichen Ort bleiben. Die berüchtigsten unter ihnen werden zum Stoff von Legenden, die unsere Sensationsgier befriedigen. Für sie läuft die Zeit anders ab, die Jahre vergehen schnell. (Stellen Sie es sich als ewigen traumähnlichen Zustand vor; niemand von uns kann die Zeit in seinen Träumen richtig einschätzen.) Irgendwann reagieren sie auf das konstante Angebot spiritueller Helfer aus dem Himmel oder aus dem Jenseits, die ihnen den Übergang ermöglichen. Sie sind so mit sich selbst beschäftigt, dass sie bis dahin im Grunde genommen »auf der Stelle treten«. Ihr konfuser und desorientierter Zustand verdient eher unser Mitgefühl als unsere Angst. Für sie sind *wir* die spukhaften Eindringlinge in ihre Welt. Gespenster unterscheiden sich eindeutig von spirituellen Beschützern, die in einem himmlischen Reich voller Liebe existieren.

Ich persönlich habe, seit ich denken kann, immer eine starke beschützende Präsenz um mich herum gespürt. Meine früheste Erinnerung an diesen einmaligen Schutz datiert aus einer Zeit, in der ich als Kleinkind im Wasser unmittelbar am Ufer eines Sees spielte. Ich kann nicht sehr weit draußen gewesen sein, aber in diesem Alter und wenn man so klein ist wirkt alles riesig und weit entfernt. (Ich habe mich schon gefragt, ob die verbreitete Tatsache, dass Menschen mit Autismus gern in und am Wasser sind, nicht eine tiefere Bedeutung hat. Natürlich hat Wasser den Sinnen auf mehreren Ebenen viel zu bieten, aber könnte seine glitzernde Quecksilbrigkeit nicht auch die irdische Entsprechung sein, die dem vertrauten Fließen in der Geistwelt am Nächsten kommt?) Jedenfalls spielte ich dort draußen im Wasser, während meine Großeltern und Eltern am Strand saßen.

Meine Großeltern hatten lange Jahre Zweitwohnungen gehabt, kleine Landhäuschen an Seen in New Jersey. An diesem speziellen Tag saßen sie und meine Eltern in Liegestühlen am Strand, Strohhüte und Sonnenbrillen auf, und schwatzten miteinander. Ich geriet irgendwie unter Wasser und schrie entweder mit Worten oder – was wahrscheinlicher ist – in Gedanken um Hilfe. Sofort entstand zu meiner Unterstützung eine Luftblase, die meinen Kopf umhüllte, sodass ich atmen konnte, ohne dass Wasser in meine Lunge strömte. Sie brachte mich zu meiner Beruhigung auch in eine Position, aus der ich meine Familie zu sehen vermochte, obwohl ich wusste, dass sie mich weder erspähen noch hören konnte! Die Zeit schien stillzustehen, aber der ganze Vorfall dauerte wahrscheinlich nur Sekunden, und dann wurde ich aus dem Wasser gezogen und war wieder in Sicherheit.

Wenn unsere lieben Menschen in der Geistwelt es wollen, sind sie angeblich auch in der Lage, »die Frequenzen zu wechseln« – vergleichbar einem Drehen am Radioknopf –, um ihre Anwesenheit auf unserer Ebene mitzuteilen. Die Fähigkeit, die Frequenz zu verändern, ist abhängig von der Empfangsbereitschaft des Empfängers, dem Willen des Geistwesens, den Kontakt herbeizuführen, und der Art des Übertragungskanals, der die Veränderung bewerkstelligt. Der Übertragungskanal kann unser Denken sein – wir erinnern uns an den Verstorbenen oder denken scheinbar grundlos an ihn, meistens, wenn wir entspannt sind.

Deshalb fungieren oft Träume als Übertragungskanal. Unser Unterbewusstsein ist dann entspannt, empfänglich und offen für eingeflößte Gedanken und Informationen, die im Kontext eines Traums »akzeptabel« erscheinen. Viele von uns haben im Schlaf ganz lebendige Begegnungen mit verstorbenen lieben Menschen. Von unseren frühesten Erinnerungen an sind wir daran gewöhnt, dass in Träumen alles plausibel ist.

Andere Übertragungskanäle sind etwa Glas, wie bei Reflexionen in Fensterscheiben oder Spiegeln, und Wasser in Form von Kondensation, Dampf oder Dunst. Plötzliche Düfte, die wir mit lieben Menschen assoziieren, können durch die Luft wehen, zum Beispiel Tabak-, Parfüm-, Blumen- oder Essensgerüche. Oder wir staunen über »zufällige« elektrische Phänomene verschiedenster Art: flackernde Glühbirnen, unheimliche Computer-E-Mails, Handys und Pager mit Nachrichten, die sich nicht zurückverfolgen lassen, Radio- und Fernsehapparate, die von unsichtbarer Hand bedient werden oder Musik oder Programme abspielen, die in der Erinnerung mit einem lieben Menschen verknüpft sind. Manchmal taucht auch plötzlich ein ungewöhnlicher Vogel oder ein seltenes Insekt auf. Gelegentlich schaltet eine Spieluhr, ein Spielzeug oder irgendein HighTech-Gerät sich an, oder ein Buch mit einem relevanten Titel »fällt« aus dem Regal.

Sehr oft lösen diese Anblicke, Klänge, Gerüche und Symbole in unserer Erinnerung starke Assoziationen aus. (Detailversessene Menschen mit Autismus sind Meister darin, auf diese Weise Informationen zu erlangen.)

Vor kurzem gab eine Nachbarin ihre Erfahrung mit solchen spirituellen Mitteilungen preis. Ihr Vater war ein Major-League-Baseballspieler bei den St. Louis Cardinals gewesen. Er liebte ihre Mutter sehr, war aber während der Ehe oft von zu Hause weg gewesen. Als er starb, wurde er mit einem Baseball-Gedenkring begraben, der später am Geburtstag ihrer Mutter in der Post auftauchte, adressiert in einer Schrift, die identisch war mit der des Vaters. Weder die Zustellfirma noch das Bestattungsunternehmen hatten eine brauchbare Erklärung. An anderen Geburtstagen tauchte am Haus der Mutter ein Rotkardinal auf (das Maskottchen des Teams), oder eine einzelne Gardenie – die Lieblingsblume ihrer Mutter – knospte und blühte an einem sonst kahlen Busch.

Inzwischen sind wir – dank Hollywood, Stephen King und Wiederholungen der Fernsehserie *Twilight Zone*, also der eindeutig finsteren und erschreckenden Tatsachenverdrehungen unserer Popülärkultur – darauf konditioniert, auf solche Vorfälle mit Furcht zu reagieren. Nur allzu oft werden dabei die Feinheiten der spirituellen Kommunikation ungeniert übersehen, unterdrückt oder ignoriert. Skeptiker brauchen natürlich immer einen unzweideutig direkten und zweifelsfreien Beweis.

Aber das würde die Absicht dieser Kommunikation beeinträchtigen und das wirklich Wesentliche in den Hintergrund rücken: dass sie auf liebevolle Weise bestätigt, dass das Leben (und das Bewusstsein) auch über unser physisches Selbst hinaus besteht. Ein zweifelsfreier Beweis würde extreme Angst, Panik und Besorgnis auslösen – also das genaue Gegenteil dessen, was die Kommunikation erreichen wollte.

Das folgende Gleichnis illustriert die Missachtung einer spirituellen Botschaft sehr gut:

> *Der Mann flüsterte: »Gott, sprich zu mir.« Und eine Wiesenlerche sang. Aber der Mann hörte nicht hin. Also rief der Mann: »Gott, sprich zu mir.« Und Donner und Blitz rollten über den Himmel. Aber der Mann hörte nicht hin. Der Mann sah sich um und sagte: »Gott, lass mich dich sehen.« Und ein Stern leuchtete hell.*
>
> *Aber der Mann sah nichts. Und der Mann rief: »Gott, zeige mir ein Wunder.« Und ein Leben wurde geboren.*
>
> *Aber der Mann bemerkte nichts. Und so schrie der Mann verzweifelt: »Berühre mich, Gott, und lass mich wissen, dass du hier bist«, und Gott beugte sich nieder und berührte den Mann.*
>
> *Aber der Mann verscheuchte den Schmetterling und ging weiter seines Wegs.*

Autistische Hieroglyphen entschlüsseln

Symbolische Entsprechungen sind so alt wie die Fabeln Äsops, die Gleichnisse des Buddha und die Lehren Christi. Es ist schon eigenartig, aber als effizienter Autismusberater muss ich auch in der Lage sein, die symbolischen Informationen zu deuten, die mir von Menschen mit Autismus mitgeteilt werden. Es ist so ähnlich wie bei Temple Grandin, die ihren Autismus einsetzt, um das sensible Verhalten von Tieren erfolgreich zu entschlüsseln, und das zu ihrem Beruf gemacht hat. Sie sind ähnlich intuitiv.

Weil so viele Personen mit Autismus kaum oder gar nicht sprechen, kann es sein, dass sie über das, was sie tun und erleben, auf abstrakte Weise kommunizieren. Oder sie schreiben oder tippen, allerdings nicht flüssig und scheinbar verschlüsselt – die autistische Version der Hieroglyphen. Meine Aufgabe besteht darin, mit Hilfe meiner unkonventionellen Logik diese Mitteilungen auf eine Weise zu deuten, die »passt« (denken Sie an meinen Vergleich mit den Scharaden), und so den entscheidenden Punkt herauszufinden. Ich versuche immer, möglichst präzise vorzugehen, und ziehe doch für jemand anderen die Schlüsse; dabei ist das Meistern von Metaphern eine Kunst für sich.

Ein Mädchen zum Beispiel war angeblich »besessen« von den Schuhen, die die Leute anhatten. Je länger ich mit ihrer Familie und dem sie betreuenden Fachpersonal sprach, desto deutlicher wurde, dass sie eine Menge über Menschen, deren Persönlichkeit und Einstellung erfuhr, indem sie sich den Stil und den Zustand ihrer Schuhe ansah, außerdem ihren Gang und die Länge ihrer Schritte. Auf diese subtile, diskrete Art, die ihrem Wesen entsprach, sammelte sie wichtige Informationen. Sie war so stark gehemmt, dass sie die Zeit damit verbrachte, nach unten zu starren, auf den Boden, ein vorteilhafter Ansatz, bei dem es nicht auffiel, wenn sie die Schuhe anderer Leute betrachtete.

In einem anderen Fall bezeichnete ein junger Mann mit Autismus, der viele Schwierigkeiten und Übergriffe durchgestanden hatte, sich in seinen schriftlichen Äußerungen als Aschenputtel.

Er verglich sich also mit einer Person, die genauso unterdrückt und abgewertet wurde wie er. Aschenputtel war bewusst an den Rand gedrängt worden, vom Glück des Lebens ausgeschlossen wegen ihres Standes und ihres Aussehens.

Eine junge Frau hatte eine Leidenschaft für alles Feminine, was es mit sich brachte, dass sie sich wie Miss America oder eine Märchenprinzessin kleidete. Meine respektvolle Vermutung war, dass ihr Äußeres ihr ein gewisses Selbstbewusstsein verlieh, vor allem wenn sie ein Kostüm trug. Sie glich einer Prinzessin, die auf ihre Befreiung durch Menschen wartete, die sie »verstanden«, damit sie ihr ganzes tiefgründiges Selbst zeigen konnte. Prinzessinnen werden für ihren königlichen Status, ihre überlegene Schönheit, ihre guten Taten, ihre Anmut und ihre Fähigkeit zu verzeihen verehrt. Die klassischen Prinzessinnen waren für diesen Teenager allerdings nur eine Metapher. Wie der eben erwähnte junge Mann identifizierte auch sie sich mit Aschenputtel, und außerdem mit Schneewittchen (wurde verfolgt und »schlief« bis zu seinem »Erwachen«) und Dornröschen (wurde verzaubert und zur Unbeweglichkeit verurteilt, erstarrte in dem, was sie gerade tat).

Ich freue mich, berichten zu können, dass diese junge Frau begeistert ihren Highschool-Abschlussball besuchte und jetzt in den ersten Hochzeitsvorbereitungen steckt.

Ich kannte außerdem einen jungen Mann, der nicht sprach und dessen spezielles Interesse Äpfeln galt – was seine Betreuer für ärgerlich und sinnlos hielten. Auch hier fanden wir den wahren Grund für seine Leidenschaft heraus, indem wir die Personen, die ihn am besten kannten, intensiv zu diesem Thema befragten.

Es stellte sich heraus, dass er in der Zeit, in der er noch mit seiner Mutter zu Hause zusammengelebt hatte, an eine ballaststoffreiche Ernährung mit reichlich Äpfeln gewöhnt worden war. Nach der Trennung von ihr setzte jedes Halten, Riechen und Schmecken von Äpfeln eine Assoziationskette in Gang. Weil er seine Sehnsucht nicht mit Worten zum Ausdruck bringen konnte, entdeckte er selbstständig eine Möglichkeit, Erinnerungen an eine glücklichere Zeit heraufzubeschwören – die Zeit mit dem einen Menschen in seinem Leben, den er wirklich liebte. Die Äpfel waren für ihn ein greifbarer, konkreter Weg, in schönen Erinnerungen zu schwelgen, so wie andere sich ein Fotoalbum oder ein Video vom letzten Urlaub ansehen.

Für einen anderen Mann mit Autismus hatte das »Spielen« mit einem Spielzeuglaster eine ganz ähnliche Bedeutung. Oberflächlich wurde angenommen, diese Vorliebe läge an seinem kindlichen Intelligenzquotient, in Wirklichkeit war der Spielzeuglaster der »Kanal«, auf dem liebe Erinnerungen an seinen verstorbenen Vater (und die glückliche Zeit, die er bei Fahrten in Papas LKW verbracht hatte) wieder abgespielt werden konnten.

Einen anderen Mann mit Autismus, von dem man annahm, Züge wären seine lebenslange »Manie«, belohnte man gern mit Modelleisenbahnen sowie Kalendern und Postkarten mit Zugmotiven. Aber der symbolische Gehalt lag tiefer: Die Leidenschaft für Züge stand für die innige Zuneigung zu einem Großvater, der in der Kindheit des Mannes gestorben war.

Wie der Mann, der die Äpfel festhielt, hatten auch diese beiden Männer keinen Zugang zu einem visuellen Bild von dem Menschen, den sie liebten. Statt dessen benutzten sie symbolische Objekte, um in ihrem Kopf einen Film in Gang zu setzen.

Noch ein Beispiel: Ein heranwachsender Junge, der nicht sprach und den alle für zurückgeblieben hielten, wurde immer ganz lebhaft, wenn Madonnas Song *Papa don't preach* im Radio lief. Er hatte es sich zum Prinzip gemacht, dann seine Mutter auf sich aufmerksam zu machen, vor allem, als sie sich von Verwandten gedrängt fühlte, ihn in eine Einrichtung zu geben.

Der Junge benutzte den Liedtext, um ihr etwas mitzuteilen. Für alle anderen war es nur ein Lied. Aber die Mutter des Jungen war so klug, hinter Madonnas Worten seine Worte zu hören; Madonna sang nämlich, sie hätte beschlossen, ihr Baby zu behalten – ein Rat, den diese Mutter beherzigte.

In all diesen Fällen war die autistische Kommunikation nicht buchstäblich zu nehmen; sie handelte von dem, was das Symbol *darstellte*. Oft war es, als müssten wie in einem Kindermalbuch erst die Punkte miteinander verbunden werden, damit das Bild vollständig wurde. Dass ich dieses Prinzip verstand, hat mir später gute

Dienste geleistet. (Interessant ist, dass manche Menschen mit Autismus ganz konkrete, wörtliche Informationen *bekommen* müssen, damit sie sie am besten verstehen.)

Hier ein letztes Beispiel für eine vergleichbare Symbolik in der autistischen Kommunikation: Brett, der heute fast sechzehn ist, verlor seine Mutter, als er elf war. Bei meiner ersten Begegnung mit der Familie und dem erweiterten Betreuungsteam erfuhr ich, dass seine Mutter gestorben war, nachdem sie jahrelang gegen Lungenkrebs angekämpft hatte. Für die trauernde Familie war das immer noch ein schwieriges Thema.

Obwohl Brett nicht spricht, zeigt er ganz klar den Wunsch, die Erinnerung an seine Mutter lebendig zu halten und seine Familie auf das hinzuweisen, was für ihn wirklich wichtig ist. Das macht er in der Weise, dass er durch Gesten regelmäßig anzeigt, dass die ihm lieben Menschen *Itsy-Bitsy Spider* von Barney abspielen und andere heiß geliebte Kinderlieder singen sollen. Es überrascht nicht, dass all dies die Lieder waren, die seine Mutter mit ihm sang. Wenn er diese Lieder mit anderen wieder erlebt, lacht er, freut er sich und stellt jede Menge Blickkontakte her.

Kinderlieder + Erinnerungen an die Mutter +
nahestehende Menschen = vereinte Familie

Aber es geschieht noch mehr: Dadurch, dass er die Lieder den noch lebenden Familienmitgliedern in Erinnerung ruft, knüpft er ein Band zwischen denjenigen, die noch eine materielle Form besitzen, und dem Geist seiner Mutter.

Parallelen zur spirituellen Kommunikation

Oft heißt es, liebe physisch Verstorbene wären uns im Geiste nahe und würden versuchen, *genauso symbolisch* mit uns zu kommunizieren, um zu beweisen, dass auch sie »lebendig« und anwesend sind – ganz ähnlich den Menschen, die als stark zurückgeblieben oder endgültig autistisch gelten. Ich habe inzwischen gelernt – und ich hoffe, es spricht sich herum –, dass diese symbolischen Mitteilungen nicht mit Pauken und Trompeten angekündigt werden. Im Gegenteil, wie der Schmetterling, der weggewischt wurde, sind sie so subtil, dass ihre Bedeutung oft deshalb nicht erkannt wird, weil *sie einfach da sind*. Ohne jegliches Trara. Das bestätigt das alte Sprichwort, wonach die Wege des Schöpfers unergründlich sind.

Zur Veranschaulichung möchte ich Jay aus New York State zitieren, der eine Erfahrung mit Autismus und spiritueller Symbolik schildert, die für ihn zu einem Wendepunkt wurde:

> Meine Tochter ist autistisch und jetzt zweiundzwanzig. Es ist nicht einfach, der Vater eines Kindes mit speziellen Bedürfnissen zu sein. Es ist eine enorme Lebensveränderung. Bei den meisten Eltern wird manches leichter, wenn ihre Kinder fünf oder so werden, denn sie brauchen nicht mehr die gleiche Fürsorge. Das Kind wird unabhängiger, kann sich selbst ankleiden und baden. Das war bei uns nie der Fall. Auch mit zweiundzwanzig braucht meine Tochter bei all diesen Dingen Hilfe.
>
> 1994 verloren wir einen Sohn. Er war drei Monate zu früh auf die Welt gekommen und starb acht Monate später, nachdem er sein ganzes Leben auf der Frühchen-Station verbracht hatte. Meine Tochter sah ihn nur zwei oder drei Mal. Sie kann den Aufenthalt in geschlossenen Räumen, laute Geräusche oder auch schnelles Hantieren nicht ertragen – was alles in einer Frühchen-Station ziemlich häufig ist. Wir sagten ihr damals, sie müsse jetzt da hineingehen. Sie hatte entsetzliche Angst, weil sie bei einer anderen Gelegenheit, als sie an einem Ort war, der sie stresste, einmal durchgedreht war und Sachen von der Wand gerissen hatte. Aber dann ging sie doch ganz ruhig hinein.
>
> Mein Sohn war nur etwa dreißig Zentimeter groß und sah eigentlich nicht wie ein typisches Baby aus, als sie das erste Mal hinging. Trotzdem sah sie ihn konzentriert an, lächelte ihn dann an, machte ein paar melodiöse Geräusche und lächelte schließlich uns an; und als wir den Eindruck hatten, sie wolle gehen, fragten wir sie. Sie antwortete »gehen«, und das taten wir auch, ganz ruhig. Ich war erstaunt und tief bewegt.

Als unser Sohn gestorben war, besuchten meine Frau und ich häufig sein Grab. Meine Tochter setzte sich dann immer vier oder fünf Gräber entfernt auf einen Stein und plapperte vor sich hin. Sie blickte regelmäßig auf eine bestimmte Stelle, und es hatte den Anschein, als würde sie mit jemandem reden. Und sie war glücklich dabei. Wenn sie uns ansah, war da ganz sicher nichts, was sie hätte glücklich machen können. Ich glaube allen Ernstes, dass sie sich mit ihm unterhielt.

Die Leute negieren, was sie nicht verstehen. Das ist offenbar noch schlimmer, wenn jemand behindert oder autistisch ist. Die Leute verstehen es nicht, und deshalb attackieren sie es. Manche gehen sogar so weit, dass sie Geistliche Dinge tun lassen, von denen der gesunde Menschenverstand abraten würde – wie das Elternpaar, das seinen Sohn auf den Stufen zu einem Altar ablegte und dem Pfarrer erlaubte, mit irgendwelchen materiellen Hilfsmitteln den Teufel auszutreiben, der ihren Sohn mit Autismus »übernommen« hatte.

Nun, was mich und meine Erfahrungen betrifft, so ist ein Trauerprozess immer schwierig. Man erholt sich nie von ihm; man lernt nur weiterzuleben, bis es nicht mehr so weh tut, aber bis man so weit ist, geht man durch die Hölle.

Dieser spezielle Tag war einer dieser Tage. Ich war am Arbeiten und konnte mich weder richtig konzentrieren noch verhindern, dass ich wieder an den Verlust meines Sohnes dachte. Ich gehöre nicht zu denen, die vor etwas davonlaufen, und glaube an die psychische Seite der Dinge; also dachte ich, ich sollte vielleicht wirklich zum Friedhof gehen und nachdenken und mit ihm reden. Aber am Grab zu stehen half dann auch nichts. Ich war deprimiert, und meine Tränen flossen.

Ich begann zum Auto zurückzugehen. Eine Hecke führt die Gräberzeile entlang, und ich ging parallel zu ihr. Ich war noch nicht weit gekommen, als ich diesen Schmetterling sah. Er war schwarz mit einem weißen Band. Er blieb den ganzen Weg bei mir und flatterte über der Hecke dahin. Als ich zum Auto kam, einstieg und abfahrbereit war, landete er auf der Windschutzscheibe direkt vor meinen Augen. Ich saß einfach nur da, wahrscheinlich

> gute fünf Minuten. Danach hob er ab und flog ein oder zwei Mal im Kreis, und dann kam er zurück und landete wieder. Diesmal blieb er nicht so lange. Inzwischen hatte ich das Gefühl, dass das etwas sehr Ungewöhnliches war (damals tendierte ich noch nicht zu der Meinung, all diese Dinge wären Zeichen). Er hob schließlich wieder ab und flog ein bisschen herum; er kreiste noch ein paar Mal vor dem Wagen und flatterte dann über meine linke Schulter auf die Baumspitzen zu. Ich hatte wirklich das Gefühl, dass es eine Art Verbundenheit war.
>
> Ich wusste, dass ich immer tiefer in die Depression hineingeriet. Als ich während dieser Zeit einen Zusammenbruch hatte, ging ich in der Nähe meines Hauses spazieren, und an einigen der schlimmsten Tage sah ich diesen Schmetterling – er sah genauso aus wie der am Grab. Ich wohne an die zwanzig oder dreißig Meilen vom Friedhof entfernt, und außerdem ist dieser Schmetterling in dieser Gegend nicht üblich. Er ist in Texas verbreitet! Ich hatte bis dahin ziemlich wenig Gottvertrauen gehabt und etwa zwanzig Jahre lang nicht wirklich an etwas geglaubt. Jetzt hatte ich ganz stark das Gefühl, dass mein Sohn da war, um mir zu helfen, damit klarzukommen. Wenn es mir wirklich miserabel geht, taucht bis heute einer dieser Schmetterlinge auf und bleibt, bis ich mich wieder im Griff habe.

Kyle war der Erste, der mich mit dem bekannt machte, was bei vielen Menschen mit Autismus unter der Oberfläche liegt; dazu gehört auch die Vorstellung, dass es spirituelle Beschützer gibt. Kyle ist ein junger Mann mit diamanten glitzernden Augen und einer Reinheit, die das beste Beispiel für die Formulierung »ausnehmend feinfühlig« ist. Er hat feine, zarte Gesichtszüge, ein sensibles Verhalten und eine sehr ruhige und leise Stimme.

Kyle ist ein Mensch, der seine gesprochenen Worte sehr sorgfältig wählt. Bei unserer zweiten Begegnung sprach er mich mit einem leisen »Ah … wir treffen uns wieder« an.

Kyles Mutter Anne und ich lernten uns Ende der Neunzigerjahre bei einem meiner Autismus-Workshops in Pennsylvania kennen. Danach suchte sie mich auf, um sich zu bedanken und mir von

Kyles Anpassungsschwierigkeiten in der Schule zu erzählen. Ich sagte ihr, wie sie mich erreichen könne, und wir begannen einen anhaltenden telefonischen Kontakt.

Eines Tages teilte Anne mir mit, Kyles Ängste würden teilweise durch die »Besuche« einer Präsenz verursacht. Sie meinte, es wäre ihr Vater, der gestorben war, als Kyle zwei gewesen war. Zwei Tage nach dem Tod von Annes Vater bemerkte sie etwas Ungewöhnliches, als sie mit Kyle auf dem Schoß im alten Fernsehsessel ihres Vaters saß. Kyle sah wiederholt in den Raum hinein und streckte seinen Fuß aus. Dann zog er ihn schnell zurück und kicherte, als würde jemand ihn kitzeln.

Kyle identifizierte diesen Jemand später – und ohne dass man es ihm vorgesagt hätte – als seinen Großvater, und zwar an Hand eines Fotos, das den Großvater mit etwa dreißig Jahren zeigte. (Inzwischen weiß ich, dass dieses Erkennen eines verstorbenen Großelternteils bei Menschen mit Autismus aller Altersstufen sehr häufig vorkommt, auch wenn Großvater oder Großmutter und Enkel sich nie begegnet sind.)

Als Kyle größer wurde, äußerte er seine Ängste manchmal symbolisch oder verschlüsselt. Er sagte zum Beispiel: »Kein Wirbelwind mehr, Mami.« Ich interpretiere den »Wirbelwind« als ein Tor oder einen Tunnel in Spiralform, in dem Annes Vater Kyle erschien. Ich empfahl Anne und ihrem Mann Rich, den Geist offen anzusprechen und zu erklären, dass diese unerwarteten Erscheinungen Kyle Angst machten, ihn respektvoll zu bitten, sie zu unterlassen. Obwohl Kyle die meiste Aufmerksamkeit zu bekommen schien, sah auch sein älterer Bruder die Präsenz im Haus der Familie. Er beschrieb sie als älteren Mann, der vornübergebeugt dahinschlurfte. Zum Glück konnten Anne und Rich bestätigen, was der Junge sah. Sie vertrieben seine Ängste, indem sie ihn ruhig baten zu beschreiben, was er sah, und ihm erklärten, es wäre »in Ordnung«.

Im Verlauf einer Unterhaltung, in der Annes Vater erwähnt wurde, waren Anne und Rich Zeugen, wie die Lichter im Esszimmer flackerten. Anne sagte laut: »Dad, wenn du es bist, dann mach es noch einmal«, und die Lichter flackerten wieder – ein Beispiel für eine symbolische Mitteilung aus der Geistwelt.

Anne und Rich folgten meinem Rat und wandten sich an Annes Vater, und das spukhafte Treiben hörte vorübergehend auf. Aber schließlich gewannen die ungewöhnlichen Vorfälle wieder die Oberhand. Kyle schlief oft bei seinen Eltern, oder Anne schlief mit ihm in seinem Bett. Einmal tauchte eine verlegte Wintermütze, die Kyle von seinem Großvater bekommen hatte, am Fuß von Kyles Bett wieder auf, nachdem Anne gerade geträumt hatte, dass sie sich materialisiert.

Offensichtlich reagierte Kyle jedoch nicht nur auf seinen Großvater, der ganz gewiss eine wohlmeinende, liebevolle Präsenz war; andere Einflüsse waren beteiligt. Die Familie erkundigte sich bei mir, ob ich kommen und durch ihr Haus gehen könne, um zu sehen, ob ich irgendetwas spürte – was auch wirklich der Fall war. Ich wanderte jeden Zentimeter im Haus ab und erhielt zwei ganz verschiedene Eindrücke. Der erste war, dass Annes und Richs Schlafzimmer eine »schwere«, niederdrückende Atmosphäre hatte. Diese war im übrigen Haus leichter, am dichtesten aber dort. Der neue Küchenanbau fühlte sich beschwingt und leicht an und war das Gegenteil des Elternschlafzimmers. Die Familie bestätigte mir, dass Kyle den gleichen Eindruck hatte.

Bei diesem Besuch zeigte die Familie mir ein paar Fotos von einem Ausflug, der vor kurzem stattgefunden hatte. Kyle fühlte sich immer von Soldaten und Pferden angezogen und freute sich über Fahrten zum Schlachtfeld von Gettysburg. Die Fotos zeigten die Familie in unterschiedlicher Gruppierung und waren vor markanten Stätten oder bestimmten Monumenten aufgenommen. Auf einigen der Gruppenfotos wirkte Kyle locker und schien sich wohl zu fühlen. Auf anderen hatte er einen angespannten Ausdruck im Gesicht, und seine kleinen Hände waren geballt. Auf diesen Fotos sind am Himmel um Kyle herum Lichtblitze zu sehen. Diese Blitze sind auf den anderen Fotos nicht zu finden, nur auf denen, auf denen Kyle gestresst wirkt.

Eine weitere Hürde für Kyle war seine Beziehung zu Richs Vater, der auf einer Farm in der Nähe wohnte. Bei Besuchen dort wurde Kyle oft völlig starr. Seine Angst nahm solche Ausmaße an, dass ihm übel wurde und er sich übergab, wenn auch nur die Rede davon war, die Farm zu besuchen. Hier musste meine Intervention in zwei Richtungen gehen.

Erstens musste Richs Vater erklärt werden, dass diese Reaktion nicht ihm persönlich galt, selbst wenn Kyle vor ihm zurückwich, wenn er die Familie zu Hause besuchte. Verständlicherweise assoziierte Kyle seinen Großvater mit allen Unannehmlichkeiten, die sich auf der Farm ereigneten. Nachdem die Familie ihm klargemacht hatte, dass nicht länger von ihm erwartet wurde, dass er zu Besuchen auf der Farm mitkam, entspannte sich Kyles Beziehung zu seinem Großvater mit der Zeit.

Zweitens bat ich die Familie, sich über die Geschichte der Farm zu informieren. Wer hatte vor Richs Vater dort gelebt, und was genau war mit den ehemaligen Eigentümern eigentlich geschehen? Die Familie fand heraus, dass mehrere Mitglieder aus der Familie der früheren Farmbesitzer im Bereich der Farm oder ihrer Nähe gestorben waren; ein paar Todesfälle waren durch einen Unfall verursacht worden. Offenbar nahm Kyle sie bei seinen Besuchen auf der Farm als legitim dort weilende »Gespenster« wahr, was ihm schreckliche Angst bereitete.

Irgendwann zog die Familie in ein neues Haus um. Auf die Bitte der Familie hin unterstützte ich Kyle dabei, sich auf den Umzug vorzubereiten, indem ich ihm das Gefühl gab, dass er der Besitzer des neuen Ortes ist und alles unter Kontrolle hat.

Ihrem letzten Bericht zufolge scheinen die feindseligen Präsenzen der Familie gefolgt zu sein, aber ihre Aktivität ist nun weniger intensiv. Sie wirft Kyle nicht mehr so aus der Bahn wie früher.

Es war ein heikler Prozess, Kyle und seine Familie im Rahmen eines pädagogischen Teams zu unterstützen. Wir respektierten den klugen Wunsch der Familie und schnitten das Thema, dass Kyle eine besondere Wahrnehmung hatte, nie an. Ich habe nämlich die Beobachtung gemacht, dass das schnell zu Fehlinterpretationen und der Anschuldigung führt, »psychotisch« zu sein oder »Wahnvorstellungen« zu haben. Statt dessen einigte ich mich mit dem Team auf die Formulierung »ausnehmend feinfühlig«.

Ohne weitere Worte darüber zu verlieren, gab uns das eine Basis, auf der wir uns locker und frei bewegen konnten.

Ich wünsche mir für Kyle, dass seine Familie ihn auch weiterhin dabei unterstützt, seine spezielle Gabe zu verstehen. Unser gemeinsamer Wunsch ist, dass Kyle eines Tages herausfindet, wie er seine Gabe zum Wohl anderer einsetzen kann.

Frank stellt sich vor

Ähnlich wie Kyles Eltern Anne und Rich beschloss auch ich, die Präsenz direkt anzusprechen, die es in meinem Leben gab, die mich im letzten Moment gerettet und meine Eingebungen gelenkt hatte. Dass dieser unsichtbare Beschützer seinen Ursprung in einer Höheren Macht hatte, war mir klar. Aber mein ganzes Leben lang war er anonym gewesen. Also tat ich das Zweitbeste und taufte ihn auf einen Namen, den ich ausgesucht hatte; ich wollte so eine gewisse Vertrautheit herstellen und die Beziehung persönlicher machen. »Frank« war der Name, der mir irgendwie einfiel.

Schon in der nächsten Woche wurde er mir überzeugend bestätigt. Ich war die ganze Woche beruflich unterwegs gewesen und steckte voll in der Hausarbeit, als jemand an der Tür klingelte. Es war ein junger Mann in den Zwanzigern. Er fuhr an diesem Tag den Müllwagen und hatte beim Zurücksetzen aus Versehen den Pfosten mit meinem Briefkasten gerammt. Er wollte wissen, ob ich herauskommen und mir die Sache einmal ansehen wolle. Von da, wo ich mich befand, sah der Pfosten intakt aus, aber bei näherer Betrachtung stand er zwar noch, war aber in der Mitte der Länge nach gespalten. Ich fragte ihn, ob der Müllentsorgungsdienst für solche Fälle eine Haftpflichtversicherung hätte. Er ging zu seinem Lastwagen zurück und notierte ein paar Informationen.

Als er mir den Zettel gab, sah ich, dass sein Name, seine Telefonnummer und seine Adresse darauf standen. Ich wunderte mich, dass die Firma nicht einfach die Kosten übernahm, und der junge Mann erklärte, das würde sie. Spontan fragte ich: »Hat es für Sie Nachteile, wenn ich denen das mitteile?« Er sagte, es würde sich negativ auf seine Fahrbilanz auswirken. Er hatte mir seine Personalien gegeben, weil er hoffte, ich würde damit einverstanden sein, dass er selbst für den Schaden aufkam. Ich ließ mir beide Kontaktadressen geben und sagte ihm, ich würde auf ihn zurückkommen, wenn ich mich entschieden hätte. Ich gab ihm auch zu verstehen, dass ich seine Ehrlichkeit sehr zu schätzen wusste.

Ein paar Stunden später beschloss ich, der Maxime »Im Zweifel für den Angeklagten« zu folgen und ihm zu erlauben, den Ersatzpfosten selbst zu besorgen, wie er es angeboten hatte. Ich fand seinen Notizzettel und sah mir noch einmal an, was er geschrieben hatte. Da standen, von seiner eigenen Hand, die Kontaktdaten. Er hieß Frank. Schon wieder hatte ich in der Hitze des Gefechts das Offensichtliche nicht bemerkt. Ich hatte seinen Namen gesehen, als er mir den Zettel gegeben hatte, aber da war mir nichts aufgefallen. Nicht nur, dass er Frank hieß; mir dämmerte auch bald, dass sein Nachname, der »Ward« lautete, mit der Abwehr von Gefahren zu tun hat. Im Grunde war sein Name als »Frank der Beschützer« zu übersetzen. Er hätte prägnanter nicht sein können.

Nachdem ich nun wusste, dass der junge Mann ein »Frank« war, war ich am Telefon noch freundlicher zu ihm und sagte ihm noch einmal, wie sehr ich seine Ehrlichkeit zu schätzen wüsste. Wochen später erzählte Frank Ward mir – was ich zurzeit des Vorfalls nicht wusste –, dass er an diesem Tag gar nicht in meiner Gegend hätte sein sollen. Er war zum ersten Mal in diesem Bezirk gewesen, weil er für jemand anderen eingesprungen war. Seine reguläre Fahrstrecke war Kilometer entfernt. Es geht nicht unbedingt darum, dass Frank Ward ein Bote war oder jemand, auf dessen Zusage ich vertrauen konnte (er hielt sie später ein). Die Absicht hinter der Mitteilung drückte sich darin aus, was sie *symbolisierte*.

Eine beschützende Präsenz

Mark Sachnik, ein Mann mit Autismus, ist Aktivist in eigener Sache und Vizepräsident des Autismus-Verbandes von Collin County in Dallas/Texas. Mark, der jetzt Ende vierzig ist, schildert eine ähnliche spirituelle Präsenz in seinem Leben, die ihn immer vor körperlichen Schäden bewahrte.

> Ich bin bei vielen sehr gefährlichen Situationen und Nahtoderfahrungen praktisch ungeschoren davongekommen. Es war eigentlich unmöglich, aber nach dem direkten Zusammenstoß mit einem Auto, das mit fünfzig Stundenkilometern fuhr, hatte ich nichts weiter als einen doppelten Knochenbruch am rechten Bein. Der Unfall hatte zufällig nur knapp hundert Meter von einer Polizei- und Feuerwehrstation entfernt stattgefunden.
>
> Es gibt noch viele andere Beispiele für Unfälle und Situationen, bei denen ich einigermaßen glimpflich davongekommen bin; ich schreibe das einem göttlichen Eingreifen zu. Zum Beispiel habe ich mir bei verschiedenen Fahrradunfällen nichts weiter als Beulen und Prellungen geholt, selbst dann, als das Motorrad einmal bei hoher Geschwindigkeit mitten auf einer Schnellstraße wegrutschte. Außerdem fuhr ich vier Jahre lang mit dem Fahrrad zu meinem Arbeitsplatz im kriminellsten Viertel von New Orleans, und niemand rührte mich auch nur an. Als Kind rannte ich einmal mit vollem Tempo über den Rand eines Swimmingpools und fiel in das tiefe Ende hinein (ich war fünf Jahre alt und legte eindeutig »autistische« Züge an den Tag) – zufällig kam mein Vater gerade in diesem Augenblick aus dem Motel-Zimmer, um etwas aus dem Auto zu holen. Ich brachte es auch fertig, in ein paar der gefährlichsten Bezirke von Corpus Christi herumzulaufen (das war ebenfalls zu der Zeit, in der ich stark »autistische« Züge zeigte), ohne mir einen Kratzer oder Schlimmeres zuzuziehen. In der Schule überstand ich eine ganze Reihe gravierender Vorfälle, bei denen ich beraubt und verprügelt wurde, ohne wirklich schwere Schäden davonzutragen.

Eine liebevolle und beschützende Präsenz ist auch um Patrick herum (den wir im letzten Kapitel kennen lernten). Doreen, Patricks Mama, erzählte mir, an einem bestimmten Tag sei sie vor Sorge um Patricks Zukunft ganz außer sich gewesen, als sie ihr jüngstes Kind stillte. Genau in diesem Moment habe sie eine Hand auf ihrem Kopf gespürt und gehört, wie eine Stimme sagte, Patrick würde es gut gehen. Seitdem, versicherte sie mir, habe Patrick nie mehr ernsthaft irgendeinen Schaden genommen.

Doreen hat gesehen, wie er über Glasscherben ging, die auf dem Küchenboden lagen, ohne sich zu schneiden, und eine kaputte, aber noch unter Strom stehende Lampenfassung hielt, ohne einen elektrischen Schlag zu bekommen. Sie hat gesehen, wie er regelmäßig auf dem erhöhten Randabschluss des Swimmingpools der Familie herumtaumelt und -tanzt, ohne das Gleichgewicht zu verlieren und hineinzufallen. Sie hat auch beobachtet, dass er mit gespannter Aufmerksamkeit allein auf einem Stuhl in der familieneigenen Scheune saß und sich offensichtlich mit jemandem austauschte, den nur er sehen konnte.

Die Verbundenheit mit den Großeltern

Christine ist eine Mutter aus Kalifornien, die zum ersten Mal Kontakt mit mir aufnahm, als sie erfuhr, dass ich das Thema »Spiritualität bei Menschen mit Autismus« behandle. Interessanterweise hatte die Sache ein paar Wochen später ein Nachspiel, wie Sie anschließend lesen werden.

In ihrer ersten Mitteilung vom 26. September 2002 schrieb sie:

> Mein Sohn Justin ist sechs Jahre alt und hat vor drei Jahren die Diagnose Autismus erhalten. Er ist hochfunktional, spricht jedoch. Die meisten Worte und Ausdrücke verwendet er wörtlich, denn er hat Schwierigkeiten mit dem abstrakten Denken. Im letzten Juli fuhren meine Schwester, Justin und ich mit dem Auto, als er aus heiterem Himmel (völlig ab vom Thema) sagte: »Mama (meine Mutter) wird in achtundachtzig Tagen sterben.« Ich fragte ihn, woher er das wüsste, und er erwiderte, er wüsste es einfach. Die achtundachtzig Tage sind an diesem Sonntag vorbei. Letzte Woche hatte meine Mutter einen schweren Schlaganfall. Im Moment ist sie in einem Hospiz und wird palliativ versorgt, und es wird nicht erwartet, dass sie das Ende der Woche überlebt. Sie liegt im Koma.
>
> Es schockiert mich nicht, dass Justin das vorhergesagt hat. Meine Mom litt schon unter schlaganfallbedingter Demenz,

bevor Justin geboren wurde, aber die beiden hatten immer diese enge, nonverbale Beziehung. Er kann sie auf eine Weise »lesen«, die anderen Leuten unmöglich ist.

Christine war so freundlich, mir ein paar Wochen später die folgende Nachbemerkung zu Justins Geschichte zu schicken:

Meine Mutter starb zwei Stunden, nachdem ich Ihnen am 26. September das erste Schreiben geschickt hatte. Sie schaffte nicht die achtundachtzig Tage, die Justin vorhergesehen hatte, sondern war drei Tage davon entfernt.

Justin wurde um drei Uhr nachts wach und weinte. Er sagte, er hätte einen schrecklichen Traum gehabt. Etwa fünf Minuten später rief meine Schwester an und sagte, wir sollten kommen [ins Pflegeheim], Mama ginge es nicht gut. Gleich danach rief sie noch einmal an und sagte, sie sei gestorben.

Justin hat seitdem keine Albträume mehr. Ganz ehrlich, ich kann mich nicht erinnern, dass er sonst jemals sagte, er hätte einen schlimmen Traum gehabt, oder dass er von einem wach geworden wäre. Träume sind nicht konkret oder wörtlich zu nehmen. Aber während dieser ganzen Zeit kam es auch zu vielen anderen merkwürdigen »Botschaften«.

Meine Schwester verließ das Pflegeheim am 25. September 2002 um 19 Uhr 40. Ich weiß den Zeitpunkt so genau, weil sie mich beim Hinausgehen von ihrem Handy aus anrief und mein Telefon eine Rufnummernanzeige mit Datum und Uhrzeit des Anrufs hat. Als wir zum Pflegeheim gingen, nachdem meine Mutter gestorben war, sah ich zufällig auf die Uhr; der kleine Zeiger bewegte sich noch, aber die Uhr war um 19 Uhr 42 stehen geblieben. Bestätigte meine Mutter mir damit, dass meine Schwester bei ihr gewesen und alles gut war?

Justin ist sehr intuitiv und nimmt Gefühle wahr, weiß aber nicht, was er damit anfangen soll. In den letzten zwei Wochen hat er mehrmals gesagt, Mama wäre hier, und ich sollte nicht traurig sein. Er macht diese abstrakten Aussagen in der Gegenwartsform, das heißt, er sagt: »Mama sagt, sie hat dich lieb.« Neulich war er in seinem Schlafzimmer und summte eine Melodie, die meine Mutter mir immer vorgesungen hatte, als ich klein war, und auch meinem ältesten Sohn, als er ein Baby war. Sie hat sie Justin nicht vorgesungen, weil ihre Alzheimer-Erkrankung zu der Zeit, als Justin geboren wurde, schon so weit fortgeschritten war, dass sie sich nicht mehr an das Lied erinnern konnte.

Ich finde das so ungewöhnlich, weil Justin sehr wörtlich veranlagt ist. Und genauso spricht er auch. Er sagt genau, wie er die Dinge sieht, und denkt sehr konkret.

Die Geschichte von Christine und Justin veranschaulicht gleich mehrere Themen sehr schön. Das erste ist die *sehr starke* Verbundenheit, die viele Menschen mit Autismus zu ihren Großeltern spüren. Die Bindung kann so eng sein, dass sie manchmal die unmittelbaren Familienbeziehungen verdrängt. Und das zweite Thema ist: Die Liebe ist allmächtig und setzt sich über materielle Grenzen hinweg.

Die Liebe, die Christines Mutter ihrer Familie – und besonders Justin – gab, hat durch ihren Übergang vom materiellen ins spirituelle Reich keinen Riss bekommen. Und schließlich sind da die Bestätigungen, die Christine bekommen hat. Wenn sie je Zweifel gehabt hatte – jetzt sollte sie sie aufgeben.

Justin mit seiner Reinheit und seiner Unschuld ist ganz klar ein Verbindungskanal zwischen seiner Großmutter und seiner Familie. Der schlechte körperliche Zustand der Großmutter in den letzten Phasen der Alzheimer-Erkrankung war belanglos, als es darum ging, einen Kontakt zu Justin herzustellen. Sie beruhigte ihn mit einem Lied, das er auf andere Weise nicht hätte kennen können, und gab ihm Mitteilungen ein, sodass er jetzt für die Familie ein Bote ist. Und die Botschaft lautet, dass seine Großmutter bei ihnen ist und alle mehr liebt als je zuvor.

Wäre es nicht faszinierend zu erfahren, ob Justins Großmutter die Kommunikation mit ihm eben *wegen* der materiellen »Hülle« der Alzheimer-Erkrankung einging? Es würde erklären, warum Justin, wie Christine behauptete, seine Großmutter so gut »lesen« konnte. Immerhin glauben viele, dass die spirituelle Kraft auch dann nicht abnimmt, wenn der physische Körper krank oder behindert ist. Die Autorin Sylvia Browne schreibt: »Wenn ein Ihnen nahestehender Mensch an der Alzheimer-Krankheit leidet … sollten Sie nie daran zweifeln, dass sein hellwacher, ewiger Geist alle positiven Äußerungen, die Sie machen, hört und sich über sie freut.« Ähnlich wie bei Kyles Erfahrungen könnte Justins erster »Albtraum« genauso eine Vorahnung gewesen sein wie die, die er am Anfang hatte und die den schmerzlichen, unerwarteten, konkreten Verlust eines Menschen betraf, den er lieb hatte.

Justins Geschichte ist ein herrliches Beispiel für die ewige, immerwährende Liebe.

Eine weitere liebevolle Anerkennung eines spirituellen Beschützers, der einem Menschen mit Autismus beisteht, stammt von Maria aus Virginia. Maria verlor ihren Vater 2002, aber sie wurde durch das Wissen getröstet, dass seine Präsenz sich in der Nähe ihres sechsjährigen Sohnes Jack aufhält.

> Ich habe Jack gefragt, ob sein Großvater ihn in seinen Träumen oder stillen Augenblicken besuchen kommt, und er sagt ja, kann oder will das aber nicht näher erläutern. Ich weiß in meinem Herzen, dass er die ganze Zeit in seiner Nähe ist.
>
> Es hört sich vielleicht albern an, aber an meinem Geburtstag dieses Jahr fing mein Sohn, der nie mit seinem Dreirad fahren konnte, damit an, überall in der Nachbarschaft herumzugondeln. Ich hatte mir das schon seit langer Zeit gewünscht, und mein Vater wusste das. Ich bin tief in meinem Herzen davon überzeugt, dass es sein Geburtstagsgeschenk an mich war.

Ursulas Sohn Singen scheint sich des Schutzes einer Großmutter in der Geistwelt erfreuen zu dürfen. Ursula erzählte mir, dass Singen mit etwa zwei Jahren fast ertrunken wäre, dann aber offenbar mitten im Sturz aufgefangen wurde.

> Einmal hatte er das Haus verlassen, und es war mir nicht aufgefallen. Wir hatten einen großen Swimmingpool vor der Terrasse, und er war eingezäunt, bis auf eine Tür, die zu ihm hinausführte.

> Ich hörte ein kräftiges Klopfen an der Tür, und als ich hinging und aufmachte, stand Singen da, klitschnass von der Taille aufwärts ... und absolut trocken von der Taille abwärts. Er sah aus, als hätte jemand ihn an den Knöcheln gepackt und mit dem Kopf voran in den Pool getunkt, aber aufgehört, als er bis zur Taille drin war (eine deutliche Grenze zwischen nass und trocken). Ich war geschockt und dankte dem, der ihn an diesem Tag gerettet hatte – wer auch immer es gewesen sein mochte.
>
> Schon als er noch jünger war, hatte ich Hilfe bei seiner Erziehung bekommen. Jedes Mal, wenn er in irgendwelche Schwierigkeiten hätte geraten können und ich mich in einem anderen Teil des Hauses befand, rief mich eine Frau. Der Duft des Rosenparfüms sagte mir, dass es sein »Oma-Pannen-Set« war.

Sherry und ihre Familie leben im westlichen Pennsylvania. Sie ist die Mutter von drei wundervollen kleinen Jungen. Ihr ältestes Kind, Buck, ist acht und hat Autismus. Seit ich mit seinem Betreuungsteam zusammenarbeite, fängt er an aufzublühen und redet mehr als jemals zuvor. Ich habe Sherry gesagt, Buck wäre körperlich ausnehmend schön, sein Gesicht gleiche dem eines Engels: makellose porzellanzarte Haut, freundliche blaue Augen voll innerer Weisheit, fast schmerzhaft ebenmäßige Gesichtszüge, umrahmt von einer Aureole blonder Haare.

Bei meiner ersten Besprechung mit Bucks Team fühlte ich mich während einer Pause gedrängt, Sherry unter vier Augen zu fragen: »›Liest‹ er Sie?« Sie wusste genau, was ich meinte, und erwiderte mit glänzenden Augen einfach: »Ja.« Für mich ist es ein wundervolles Privileg, mit Buck zusammen zu sein, und ich liebe die Zeichnungen, die er für mich angefertigt hat.

Über seine Geburt schrieb Sherry mir einmal:

> Meine Mom war unglaublich aufgeregt, als sie erfuhr, dass ich ein Baby bekommen würde. Leider starb sie zwei Wochen nach Bucks Geburt. Es war ihr nur gegeben, ihn zweimal zu sehen.
>
> Als Buck etwa sieben Monate alt war, legte ich ihn zur Schlafenszeit in sein Kinderbettchen im ersten Stock unseres Hauses;

unten hatte ich das Babyphon an, sodass ich ihn hören konnte. An mindestens zwei Abenden in der Woche fing Buck an zu lachen (kein leises Kichern, er lachte wirklich laut!), als würde jemand ihn kitzeln. Wenn ich dann nach oben ging, um nachzusehen, starrte er unentwegt auf eine Stelle, als würde er etwas oder jemanden sehen. Zuerst gruselte es mich, aber dann dachte ich, dass er vielleicht meine Mutter sah.

Buck war vier, als Luke [Sherrys jüngstes Kind] geboren wurde; er sprach immer noch nicht. Aber sobald Luke alt genug zum Reden war, fing er an, mir Sachen über sich und Buck zu erzählen. Wenn er über Buck und sich sprach, sagte er immer: »Als sie groß waren.« Er erzählte mir, sie würden in einem Schloss leben und zusammen in der Armee kämpfen. Und jedes Mal, wenn wir den Himmel erwähnten, leuchteten Lukes Augen auf, und er sagte, wie wunderschön es dort war, und dann erzählte er von dem Schloss, in dem er und Buck damals wohnten.

Später fing Luke an mir zu erzählen, er würde seine »andere« Oma kennen. Er sagte, er wäre bei ihr gewesen, als sie im Krankenhaus gestorben war (niemand hatte ihm je gesagt, dass sie im Krankenhaus gestorben war). Er erzählte mir auch, sie wäre bei uns im Haus und würde mit ihm spielen. Ich fragte mich, ob er mir Sachen erzählte, von denen sein älterer Bruder ebenfalls wusste. Vielleicht erzählte er mir ja nur nichts davon, weil er nicht genug sprechen konnte.

Dann unterhielt ich mich mit einer Frau in unserer Gegend, die Dinge zu »wissen« scheint. Sie sagte mir, meine Mutter sei zurückgekommen, um Buck zu helfen, und er würde sie ziemlich oft sehen, könne mir das aber nicht sagen. Sie sagte mir auch, Luke würde es wissen, und er würde mir davon erzählen!

Nachdem Buck jetzt mehr spricht, hat er mir ein paar Dinge gesagt, bevor sie geschehen sind. Unbedeutende Dinge wie die Nummer des Hotelzimmers, in dem wir wohnen würden, bevor wir dort ankamen, was es in der Schule zum Mittagessen geben würde, bevor der Menüplan bekannt war, und die Termine, an denen wir bestimmte Dinge tun würden, bevor wir sie kannten. Er hat mir Sachen gesagt, an die er sich aus seiner Babyzeit erinnert. Ich habe ein Foto, auf dem meine Mom ihn im Arm hält, als er eine Woche alt ist. Wenn ich es ihm zeige, sagt er, er erinnere sich daran und wüsste, dass es seine Oma ist.

Vor kurzem hat Buck ein kleines Bild von Jesus gefunden, das verlegt worden war. Als er es sah, wurde er ganz aufgeregt. Er sagte: »Ich erinnere mich an Jesus. In unserem alten Haus [er meinte das frühere Haus der Familie] hat er mich genau hier berührt«, und dabei zeigte er auf seine Schulter.

Jetzt, wo er so viel redet, bin ich ganz gespannt darauf, mehr darüber zu erfahren, was er weiß.

Sherrys Worte bestätigen, dass die von der Großmutter ihres Sohnes zum Ausdruck gebrachte Liebe so stark ist, dass irdische Bindungen sie nicht beeinflussen. Bitte beachten Sie auch, dass Buck sich sehr freute, als er ein lange verlorenes Bild von Christus fand, an den er sich liebevoll erinnerte.

Sherrys Geschichte lässt außerdem durchblicken, dass zwei ihrer Söhne sich früher, in einer anderen Zeit, schon einmal als Soldaten gekannt haben. In der Gegenwart sind sie wieder als Partner vereint. In seinem Buch *Leben vor dem Leben* spricht Dr. Raymond Moody davon, dass seinen Forschungen zufolge viele frühere Leben banal waren: »Die meisten sind weder Mitglieder eines Königshauses, noch gehören sie einer Elite an. Meist sind sie Sklaven oder Gladiatoren, Soldaten oder Stallburschen.«

Ein anderer Freund mit Autismus gab an: »Ich glaube, ich war Arzt.« Das war plausibel, denn lange Zeit hatte er den Wunsch, ein Buch über Essstörungen zu schreiben, obwohl er keine klinischen Kenntnisse besaß. Andererseits haben sowohl Erwachsene als auch Kinder mit Autismus ausgesagt, in ihren früheren Leben wären sie Personen mit einem hohen religiösen Rang gewesen. Ein junger Mann äußerte sein Gefühl einer Zweiteilung des Bewusstseins – die für ihn gleichbedeutend mit einem »heiligen Mann« war –, durch die leidenschaftlichen Worte: »Ich bin ein Mann in der einen Haut und ein anderer Mann in Christus.«

Wie Shawn berichtete auch Renée aus Opelousas in Louisiana mir von der spirituellen Begabung ihres sechsjährigen Sohnes.

Ich habe einen Sohn namens Gabriel, der autistisch und wirklich ein Bote des Himmels ist ... Er ist als leicht geistig zurückgeblieben eingestuft worden, aber die Schulbehörde betrachtet ihn nicht als eindeutig autistisch ... Ich habe immer gespürt, dass Gabriel mein Bote vom Himmel ist. Schon als ich schwanger war, wusste ich, dass mein Sohn etwas Besonderes sein würde. Nun, jetzt wird deutlicher, wie gravierend sein Zustand ist; mit sechs Jahren wird es einfach immer schwieriger. Aber die gute Nachricht ist, dass ich weder ihn noch mein Eintreten für seine Interessen aufgeben werde.

Seit seinem zweiten Lebensjahr hat Gabriel ein paar Mal gezeigt, dass er über gewisse spirituelle Fähigkeiten verfügt. Einmal geschah das beim Tod seines Großvaters.

Nach der Beerdigung gingen wir nach Hause, und er schlief neben mir ein, während ich noch aufblieb, um zu schreiben. Später setzte er sich im Bett auf und sagte: »Opa Ben«, und zeigte ans Fußende des Bettes. Er lächelte und legte sich wieder hin und schlief weiter. Ich weinte, weil ich wusste, dass Gabriel an diesem Abend seinen Opa sah.

Seitdem hat Gabriel mehrere Male auf eine Stelle gedeutet und »Charlene« gesagt. Wir lebten damals in einer Gemeinde, die sich mit den Verdiensten eines jungen Mädchens beschäftigte, Charlene, die an Leukämie starb. Manche behaupten, sie wäre eine Heilige gewesen. Auch Gabriels Opa starb an Leukämie und schloss dieses Mädchen in seine Gebete ein. Nun, die katholischen Überzeugungen könnten einen dazu veranlassen, diese Aussage in den Wind zu schlagen. Trotzdem weiß ich, dass Gabriel eine besondere Begabung hat, die mit der Zeit deutlicher hervortreten wird.

Ich habe ein Foto von Gabriel, das ihn liegend zeigt. Als ich das Foto bekam, schwebte über seinem Kopf eine Dunstwolke. Ich wusste nie, wie ich das interpretieren sollte, außer als Zeichen dafür, dass er etwas Besonderes ist.

Verbindungen zu amerikanischen Indianern

Kurioserweise werden außer Großeltern oft auch Indianer als Beschützer aus der Geistwelt wahrgenommen. Das gilt etwa für Matt, einen Highschool-Schüler im vierten Jahr mit Asperger-Syndrom, der in Pennsylvania wohnt.

Und Matt verrät uns ein Kindheitserlebnis:

> Als ich so zwei oder drei Jahre alt war, besuchte mich ein Geistwesen. Das Geistwesen war ein bekannter Indianer namens Samoset. Wir redeten nachts ziemlich viel miteinander, und ich erfuhr ein paar Sachen über Indianer von ihm. Heute bin ich achtzehn und habe lange nichts mehr von Samoset gehört. Aber ich habe entdeckt, dass ich als kleines Kind für die Anwesenheit von Geistwesen echt sensibel war. Heute habe ich andere Begegnungen, aber seit meiner Kinderzeit konnte ich nicht mehr so richtig mit anderen Geistwesen sprechen.

Susan nahm von ihrem Zuhause in Norfolk/Virginia Kontakt zu mir auf, nachdem mehrere andere Mütter meinen Vortrag in dieser Gegend besucht hatten. Sie erzählte mir von der weiter anhaltenden liebevollen Verbundenheit zwischen ihrem verstorbenen Mann und ihrer Tochter, für die ihr reiches indianisches Erbe den Rahmen abgibt.

> William »Billy« Seeking Golden Eagle of the Rainbow ist der Vater meiner zweifach ungewöhnlichen Tochter Emilie. Er war ein Indianer vom Stamm der Cherokee. Er ist auf tragische Weise gestorben, durch einen Schuss ins Herz. Er hatte das Asperger-Syndrom, das auch seine Tochter hat. Ich glaube, er besaß – und besitzt – die Fähigkeit, mit Geistwesen und von der anderen Seite aus zu kommunizieren, auch wenn dieses ungewöhnliche Phänomen wissenschaftlich noch nicht messbar ist.
>
> Zwei Wochen nach seinem Tod fand ich auf der Türschwelle zwischen Küche und Wohnzimmer seine Geburtsurkunde. Sie

muss irgendwie aus dem Taufbuch meiner Tochter herausgefallen sein. Es liegt gewöhnlich in einem Bücherregal, das neben der Tür steht. Ich hob sie auf und sagte zu mir: »Was sehe ich hier, was ich vorher nicht gesehen habe?« Billy hatte eine neue Urkunde beantragt, als er 1991 auf Arbeitssuche war. Auf der Geburtsurkunde war als Datum der Ausstellung der 18. April 1991 angegeben. Meine Tochter Em wurde auf den Tag genau ein Jahr später geboren, am 18. April 1992. Ich hörte ganz deutlich, wie Billy antwortete: »Wenn Em je daran zweifeln sollte, wie stark sie mit mir verbunden ist, dann zeige ihr diese Urkunde.« Meine Tochter war zu dieser Zeit anderthalb Jahre alt.

Ich wurde auch dahin geführt, mir die Rückseite eines Fotos anzusehen, auf dem Billy Em im Arm hält. Ohne mein Wissen hatte er geschrieben: »Em, ich liebe dich über alle Maßen. In Liebe, DaDa.« Das ist dieselbe bemerkenswerte Tochter, die mit sechs Jahren an einen Zeremonienort der Indianer kam und auf den Baum zuging, an dem so viele gebetet hatten, während sie drei Tage lang tanzten und fasteten.

Als sie ihre Hand an die Stelle legte, an der ich gebetet hatte, war es, als bekäme sie einen Stromschlag. Em zog die Hand schnell zurück. Ich sagte: »Was hast du gespürt, Em?« Sie erwiderte: »Meinen Papa.« Em sagt, wenn sie die Anwesenheit ihres Vaters spürt, erfüllt sie am ganzen Körper ein Kribbeln.

Ihre Beziehung und ihre Verbundenheit mit dem Geist ihres Vaters ist tief in den indianischen Wurzeln verankert, und um die zu verstehen, muss man eigentlich das indianische Glaubenssystem kennen.

Vor kurzem, mit dreizehn Jahren, hat sie gefragt, warum sie mit der Zahl dreizehn so verbunden und von ihr angezogen ist. Sie hat ein Nummernschild »WHY 13« gezeichnet. Nun, sagte ich, an dem Geisterstab, den dein Vater gemacht hat und der über deinem Bett hängt, sind dreizehn Adlerfedern, sein Geburtstag war am dreizehnten, und dein Medizinname, der dir in einer Zeremonie verliehen wurde, als du sieben warst, ist Turtle Woman Nation. Auf dem Rücken einer Schildkröte sind dreizehn Monde (auf jedem Schildkrötenpanzer sind dreizehn Abschnitte).

> Ems persönliche Totems sind der Rabe und die Krähe. Wenn sie Hilfe braucht, glaube ich, schickt ihr Vater ihr durch diese Tiere Zeichen, um ihr zu sagen, dass er bei ihr ist. Gestern Morgen – sie hatte drei Tage Schulverbot, weil sie unter ein Pult gekrochen war und nicht herauskam – kam eine junge Krähe in unseren Hof, die gerade fliegen lernte.
>
> Em beobachtete, wie die Krähenmutter der jungen Krähe zu zeigen versuchte, wie man fliegt.

In *Das mystische Herz*, einer ausgezeichneten und umfassenden vergleichenden Studie über mystische Themen in den spirituellen Traditionen dieser Welt, wird auch das Thema »Tiere als Geistführer« angesprochen. Der Autor, Bruder Wayne Teasdale, schreibt: »Indianer wissen, dass alle Wesen Teil des Lebensnetzes sind und wir diesem großen Netz der gegenseitigen Verbundenheit gegenüber eine Verantwortung haben. Eingeborenenkulturen ist völlig klar, dass die Natur, die Erde, der Große Geist und die Geistführer ihnen alles beigebracht haben, was sie wissen.« Teasdale gibt an, dass Begegnungen mit einem tierischen Geistführer oder einem Totem wie etwa Ems Krähe »in der Erfahrung von Indianern und anderen autochtonen Völkern üblich sind und ihre heilige Literatur voll von Beispielen dafür ist«.

Das Thema des Tiertotems als Überbringer spiritueller Botschaften findet sich auch in dem folgenden Gleichnis der kanadischen Autismusberaterin Gail Gillingham:

> Ich arbeite mit einer Fünfjährigen, deren Vater Indianerblut in den Adern hat. In diesem Winter tauchte in ihrem Vorhof ein Kaninchen auf, setzte sich hin und starrte sie stundenlang ruhig durchs Fenster an. Und das mitten in einer Stadt, die über eine Million Einwohner hat.
>
> Der Vater beschloss schließlich, dass das Kaninchen vielleicht eine Art Geistführer war, und deshalb fragte er seine Tochter eines Tages, als das Kaninchen dasaß, was sie meinte, was das Kaninchen ihnen zu sagen versuchte. Sie erwiderte sofort: »Macht euch wegen des Autismus keine Sorgen.« Sobald die Tochter

ihrem Vater diese Botschaft mitgeteilt hatte, machte das Kaninchen sich davon und ist seitdem nicht wiedergekommen.

Viele von uns erkennen bereits an, dass *jeder* eine spirituelle Präsenz um sich herum hat – diese Erfahrung ist nicht auf Menschen mit Autismus beschränkt. Einige von uns haben vielleicht Eltern, Großeltern oder Kinder, die verstorben sind und mit denen sie immer noch Kontakt halten. Die Liebe währt ewig, und manche von uns mögen bedauern, ihre Liebe zu einem anderen nicht zum Ausdruck gebracht zu haben, als er noch bei uns war – diese Lektion ist die wichtigste von allen.

Ein spirituelles Erwachen

Nach meinen ersten Begegnungen mit Kyle und seiner Familie habe ich über sehr viele Aspekte meines Lebens nachgedacht. Und nachdem ich erst einmal angefangen hatte, meine Spiritualität zu akzeptieren, machte ich kontinuierliche Fortschritte.

Aber eine Sehnsucht blieb unerfüllt: Würde ich den kleinen Jungen wiederfinden können, der vor so langer Zeit in einer Kirchenbank so heftig um Christus geweint hatte? Das blieb abzuwarten; jedenfalls kam es während meiner Wiedererweckung zu einer beeindruckenden Traumerfahrung. In ihr löste der posttraumatische Stress sich vollkommen auf, der mich bis ins Erwachsenenalter verfolgt hatte, weil ich als Kind von Gleichaltrigen durch Worte und Taten schlecht behandelt worden war.

In dem Traum saßen alle mir bekannten Widersacher an einem großen langen Tisch, wie ein Esstisch mit vielen Ausziehplatten. Sie saßen, aber ich stand interessanterweise und reichlich symbolträchtig. Ich ging hinter ihnen vorbei und beugte mich zu einem nach dem anderen hinab, um ihn zum Zeichen der Vergebung auf die Wange zu küssen. Danach war ich geheilt und wurde nie mehr von Albträumen über eine schlechte Behandlung gequält.

Im Frühling 2000 begann eine kleine Gruppe von drei beruflich miteinander verbundenen Personen sich zu treffen, um ganzheitliche Möglichkeiten zu prüfen, Menschen mit Autismus und andere zu unterstützen. Ich fragte, ob ich an ihren Diskussionen teilnehmen dürfte. Ihre Kameradschaft und ihre Akzeptanz waren großartig. Ich fühlte mich verjüngt, aber auch zunehmend hingerissen, mehr zu tun. Ich gewann Zutrauen in die eher folgenschwere Entscheidung, vor der ich stand: Es wurde unausweichlich, mein geregeltes Arbeitsleben aufzugeben und selbstständiger Autismusberater zu werden. Aber Selbstzweifel und Fragen der finanziellen Sicherheit verhinderten, dass ich den Schritt wagte.

Ich hatte vorher Gott noch nie direkt um etwas gebeten, das hatte ich immer für egoistisch gehalten. Ich dachte mir, dass Leute, denen es schlechter ging als mir, Seine Zeit und Seine Aufmerksamkeit eher verdienten. Aber in diesem Fall glaubte ich keine andere Möglichkeit zu haben. Um diese zentrale Entscheidung treffen zu können, brauchte ich unbedingt Hilfe und Führung.

Eines Tages, als ich zu Hause war, bat ich Gott genau darum. Ich bat darum, dass mir die Antwort in einem Traum gegeben würde. Ich legte mich sofort zu einem Nickerchen hin, und … nichts geschah. Ich hatte einen 08/15-Traum, dem ich keine besondere Bedeutung entnehmen konnte.

Wie dreist von mir anzunehmen, Gott würde sich auf mein Verlangen hin um meine Bedürfnisse kümmern, dachte ich. Aber in eben dieser Nacht – als ich es nicht mehr erwartete – hatte ich einen so eindringlichen und lebhaften Traum, dass seine Botschaft mir klarer war als alles, was ich je empfunden hatte.

In dem Traum beobachtete ich einen heranwachsenden Jungen, einen Schüler mit Autismus, in einer ungewohnten Klassenzimmer-Umgebung. Ich spürte, dass der Schüler kein bestimmter Mensch sein sollte; er stand für jeden, den ich unterstützen, anleiten und ermutigen konnte. Der Junge konnte nicht sprechen, interagierte mit seinen Lehren aber dadurch, dass er einen Computerbildschirm berührte.

Als der Junge mich sah, wandte er mir sein Gesicht zu, und ich sagte ganz liebevoll, wie stolz ich auf ihn sei. Er zeigte mir dann ein Buch, das er in der Mitte aufschlug, und es enthielt ein großes, dreidimensionales Aufklappbild von einem weißen geflügelten Pferd.

Er legte das Buch auf den Boden, und das Pferd wuchs zu realer Größe heran, so groß, dass der Junge aufsteigen konnte. Sobald er rittlings auf dem Pferd saß, hoben die beiden vom Boden ab. Ich beobachtete, wie sie sich über Baumspitzen und Hausdächer emporschwangen und dann langsam und sanft wieder auf die Erde zurückkamen, wie ein fallendes Blatt. Ich frage den Jungen: »Wie hat sich das angefühlt?« Er sah mich an, grinste breit und strahlte. Dann lächelte er und *sagte:* »Es war toll!«

In genau diesem Augenblick wachte ich kurz nach ein Uhr nachts mit einem kribbelnden, leicht elektrisierten Gefühl auf, das sich durch meinen ganzen Körper ausbreitete. Es wurde begleitet von einem unmittelbaren Verständnis. Wenn ich den Traum wörtlich interpretierte, war der Himmel die Grenze für meine Berufung und ihre Möglichkeiten.

Damit wusste ich, dass mein Gebet, meine Bitte an Gott, auf wundervolle Weise beantwortet worden war. Ich konnte meinen Arbeitsplatz kündigen, mein Gehalt und andere Zuwendungen aufgeben – ohne etwas anderes zu haben – und wissen, dass es mir gut gehen würde. Und so ist es seitdem tatsächlich.

Bei einem Treffen mit meinen Kollegen wenig später erzählte ich meinen Traum. Zwei von ihnen schrien förmlich auf, denn sie erkannten sofort seine Bedeutung. Sie behaupteten, den indianischen Überzeugungen nach sei *ich* das weiße Pferd in dem Traum, das es dem Jungen ermöglicht hatte, zu wachsen und sich emporzuschwingen. Sie lasen aus einem Buch, das sie dabeihatten, eine entsprechende Stelle vor: »Pferd ermöglicht Schamanen, durch die Luft zu fliegen und den Himmel zu erreichen … Vor dem Pferd waren Menschen erdgebunden, schwerfällig und langsam [ähnlich abwertend sind sicher Menschen mit Autismus beschrieben worden]. Sobald Menschen auf den Rücken des Pferdes kletterten, waren sie so frei und leicht wie der Wind.«

Eine detaillierte Beschreibung des weißen Pferds und von allem, was es verkörpert, machte den Traum noch glaubwürdiger. In der Beschreibung hieß es: »Der weiße Hengst war von allen Pferden dasjenige, das die Botschaften überbrachte, und repräsentierte die Weisheit der Macht.« Das Buch schilderte auch ein Gespräch des weißen Pferdes mit Dreamwalker, einem Schamanen auf der Heilreise zu jemandem, der in Not ist. Darin sagte das Pferd (Kursivschrift zur Betonung von mir): »Du erhältst dein Wissen durch die Demut, dass du ein Werkzeug des Großen Geistes bist. *Wie ich dich auf meinem Rücken trage*, so trägst du die Nöte der Menschen auf deinem. Weise verstehst du, dass Macht nicht leichthin gegeben, sondern denjenigen verliehen wird, die bereit sind, ausgleichend und besonnen Verantwortung zu tragen.«

Ich entdeckte bald, dass Pferde alte Archetypen für Kraft und klassische Symbole für das Erreichen einer neuen Ebene irdischer Weisheit sind. Weitere Recherchen ergaben, dass Dionysius Areopagita, der Autor einer Sammlung von Büchern vom Anfang des sechsten Jahrhunderts, geschrieben hatte: »Die glänzenden weißen Pferde stehen für klare Wahrheit und das, was dem göttlichen Licht perfekt angepasst ist.« Und die Offenbarung des Johannes spricht vom zweiten Kommen Christi auf einem Pferd als Zeichen für Reinheit und Glaubwürdigkeit.

In Anbetracht dieser beeindruckenden Symbolik im Rahmen verschiedener spiritueller Glaubenssysteme hätte ich kein deutlicheres Zeichen als das eines weißen Pferdes bekommen können. Ich war jetzt bereit, die Verantwortung zu übernehmen.

5

Engel um uns herum

Engel gibt es in allen Religionen aller Kulturen auf dieser Erde. In Mythen, im volkstümlichen Brauchtum und in Bibelpassagen wird auf sie hingewiesen. Engel sind Boten von göttlichen Ausmaßen, Überbringer von Mitteilungen, die der Vollkommenheit des Schöpfers entstammen. Seit alters her gehört es zu ihren Aufgaben, Menschen zu inspirieren, anzuleiten und zu beschützen. Sie sind nicht nur allwissend, sondern auch allliebend.

Engel sind atemberaubend anzusehen. Ihre erlesene Schönheit macht sie unbeschreiblich. Sanjay, ein Dichter mit Autismus, bestätigte: »Wenn wir über Engel reden, sind Worte einfach unzureichend.« Schon in traditionellen religiösen Beschreibungen erscheinen Engel den Sterblichen überirdisch schön. Sie verzücken sie in all ihrer strahlenden Pracht, mit den herrlichen Flügeln und dem Glorienschein. Es ist durchaus nicht unwahrscheinlich, dass so altehrwürdige Wesenheiten auch heute noch unseren abgestumpften Sinnen erscheinen. Sanjay fügte hinzu: »Die Frage ist nicht, ob sie existieren, sondern wie wir ihre Anwesenheit in unserem Leben erkennen.«

Engel können jede Erscheinungsform annehmen, die uns den Zugang zu ihnen erleichtert. Wenn sie es wollen, kann diese auch ganz unauffällig sein. Will, ein brillanter junger Erwachsener mit Autismus, stimmte dem zu:

> Engel kommen nicht in weißen Gewändern und mit Flügeln, sondern in der Gestalt von Menschen, die wir geliebt haben. Die Engel wissen, dass wir sie willkommen heißen, wenn sie aussehen wie Menschen, die wir lieben können.

Engel waren nie Menschen, aber gelegentlich können sie menschliche Gestalt annehmen. Es gibt viele neuere Bücher mit Geschichten über Engel, die eingreifen und anderen direkt oder ganz subtil helfen. In *Ich bin Autistin – aber ich zeige es nicht* berichtet Dr. Liane Holliday Willey, die sich selbst als Asperger-Persönlichkeit erkannte, über eine Erfahrung mit jemandem, der sie in einer Krisenzeit rettete; allerdings schreibt sie dem Vorfall in ihrem Buch keinen spirituellen Hintergrund zu.

Liane begleitete ihren Mann auf einer Geschäftsreise und verlor völlig die Orientierung, als sie sich in San Francisco allein auf die Straße wagte. Sie fand sich bald in einem unsicheren Teil der Stadt wieder und steuerte auf eine Gruppe Obdachloser zu. Im Augenblick ihrer größten Not tauchte neben ihr ein gut gekleideter und sehr großer Fremder auf, der ein teures Auto fuhr. Seine bloße Gegenwart schützte sie vor Schaden und ermöglichte es ihr, ruhig und konzentriert zu bleiben.

Der Mann schien zu wissen, wie er sie auf die sehr klare, konkrete Weise, die sie am besten verstand, in ihr Hotel zurücklotsen konnte. Er stand dabei, als sie zu ihrem Wagen zurückging und davonfuhr. Liane erwähnt auch, dass sie ihn in Träumen, in denen sich der Vorfall wiederholt, immer noch sieht.

Ein andermal wurde Liane vor einer prekären Begegnung gerettet, als am frühen Morgen jemand in ihren Seminarraum an der Universität eindrang. In einem kritischen Augenblick betrat zufällig ein Student den Raum und kam einer möglichen Auseinandersetzung zuvor.

Bei einem Abendessen mit Patrick und seiner Familie (die ich bereits erwähnte) sprach ich über den Fortgang dieses Buchprojekts und führte Beispiele für die göttlichen Erfahrungen anderer Leute an, darunter auch den Kontakt mit Engeln. Patricks Augen begannen zu leuchten, und er wurde ganz aufgeregt. Offenbar erfüllte ihn ein unausgesprochenes Wissen, denn er hüpfte vor Freude auf seinem Stuhl auf und ab.

An einem anderen Abend reagierte der vierzehnjährige Kevin ähnlich, als ich mich mit ihm über das gleiche Thema unterhielt. Seine fünfjährige Nichte erklärte ungezwungen, sie und »Onkel

Kevin« (den sie über alles liebte) würden oft ohne Worte miteinander reden. Sie fügte hinzu, ein Engel hätte ihr gesagt, Kevin wäre hier, um uns etwas Bestimmtes beizubringen. Und er ist wahrhaftig ein Lehrer. Er ist ganz versessen auf die herrlichen klassischen Kompositionen von Mozart, Beethoven und Bach, und obwohl er selten spricht, summt oder »singt« er zu der Musik.

Als ich Kevin besuchen kam, war er draußen, barfuß auf dem schmutzigen Zufahrtsweg, und wartete auf meine Ankunft. Wir gingen synchron aufeinander zu, und gleichzeitig hob jeder von uns eine Hand, um das Gesicht des anderen liebevoll zu umfassen, sodass wir wie ein Spiegelbild waren. Es war erstaunlich.

In der ersten Beratungspause stand ich auf, um mich zu strecken, und warf einen bewundernden Blick auf die spartanische Küche und ihre einfache, heimelige Ausstattung. Unter den Nippsachen auf einem Regal neben der Spüle befand sich ein unscheinbares Figürchen – ein Engel. Als ich ihn in die Hand nahm, sagte Kevin *deutlich vernehmbar:* »Amen.« Es war so ähnlich wie der erlösende Traum, den ich von dem weißen, geflügelten Pferd und dem stummen Jungen hatte, der zu mir sprach.

Bald nach diesem Abend bestätigte Kevins Mutter Eileen mich in einem Schreiben. Sie gab mir ein ausgezeichnetes, perfektes Beispiel für das »Wunderwirken« in Aktion, das dazu geführt hatte, dass sie Kevin neuen Respekt entgegenbrachte.

> Ich möchte Sie über zwei Durchbrüche meines Halbstarken informieren. Am Sonntag fragte ich die Kinder, was sie zum Mittagessen wollten. Ich war überrascht, aber dieses Mal holte Kevin nicht nur das, was er wollte, aus dem Kühlschrank, er sagte [der Familie] auch, dass er Hot Dogs und Milch wollte! Er hat es wirklich gesagt. Ich dachte, ich würde es mir einbilden, bis Justin japste: »Hast du das gehört? Er hat geredet!« Dann machte er heute Morgen Jesse nach. Ich schimpfte wegen irgendetwas mit ihm, und er sagte: »Mein böse« und »Kriegt Haue!«

Ein paar Monate später fügte Eileen hinzu, dass es mit Kevin kontinuierlich besser ging. Er sprach jetzt sogar mit seinem Lehrer und mit seinem Logopäden. Zu seinem Lehrer sagt er: »Nein, will nicht«, wenn er keine Lust hat, etwas zu tun. Ja-oder-Nein-Fragen beantwortet er sehr viel treffsicherer. Für Kevin waren das tiefgreifende, noch nie da gewesene Leistungen.

Mark Sachnik aus Texas fasst seine Überzeugungen über Engel und Autismus folgendermaßen zusammen:

> Ich habe mir oft die Zeit genommen, mich mich zu fragen, warum bestimmte Dinge in meinem Leben (gute und schlechte) sich so entwickelten, wie sie es taten. Nach reiflicher Überlegung ist mir klar geworden, dass die Tatsache, dass ich hier bin und diese E-Mail schreibe, an sich schon ein Zeugnis des Wirkens Gottes und eines sehr guten Schutzengels ist.
>
> Ereignisse oder Abfolgen von Ereignissen, die sich wegen ihres Timings oder weil sie so ungewöhnlich waren logisch nicht erklären lassen, sind eine Art von Spiritualität. Viele Leute würden solche Ereignisse auf »bloßes« Glück zurückführen, während diejenigen, die starke religiöse Überzeugungen haben, diese Vorkommnisse dem Eingreifen Gottes oder einem »Schutzengel« zuschreiben, der über uns wacht.
>
> Ich finde, es ist allein schon ein Anzeichen für das Wirken Gottes, dass es Menschen wie Sie, Jerry Newport, Stephen Shore, Temple Grandin und mich gibt, die sich der Schwierigkeit stellen müssen, Erwachsene mit Autismus zu sein, und trotzdem im akademischen und geschäftlichen Bereich erfolgreich bestehen können und sich mit ihren Schwierigkeiten so weit arrangiert haben, dass sie fähig und willens sind, ihre Erfahrungen der Allgemeinheit mitzuteilen.

Am zweiten Tag meines zweitägigen Autismus-Workshops bitte ich die Teilnehmer immer, kleine Gruppen zu bilden, in denen verschiedene Szenarien aus dem realen Leben analysiert und besprochen werden. Ich lege ihnen dann die Geschichte von einem kleinen Jungen vor, der in der Schule zu kämpfen hat. Im letzten Satz berichtet der Junge, dass er »Dinge sieht«. Gruppen, die sich mit diesem Szenario beschäftigen, übersehen meistens den Zusatz des

Jungen, und ich muss sie erst darauf hinweisen. Manche reagieren daraufhin kreativ und spekulieren, der Junge würde visuell etwas wiederholen, was in seinem Kopf abläuft – wie viele andere mit Autismus auch. Manche kommen mit anderen Theorien, zum Beispiel, dass er halluziniert.

Nach der Diskussion fordere ich die Teilnehmer auf, sich die Situation noch einmal anzusehen, diesmal unter besonderer Berücksichtigung der Formulierung »ausnehmend feinfühlig«. Gewöhnlich fangen Sie dann an, den Begriff »ausnehmend feinfühlig« als die Fähigkeit zu definieren, Dinge wahrzunehmen, die den meisten anderen verborgen bleiben.

Vor kurzem kam eine Gruppe, der ich die Geschichte vorgelegt hatte, bei der Frage nach der Reaktion partout nicht weiter. Ich ermunterte sie, alles, was sie dachten, egal, was es war, auf eine höhere Ebene zu beziehen. Ein Mann, der die ganzen zwei Tage noch nicht gesprochen hatte, sagte leise: »Spirituell.«

Was für eine wundervolle Gelegenheit, seine Beteiligung und sein brillantes Denken zu bestätigen!

Und während es im ganzen Raum still war, weil alle in den vergangenen zwei Tagen so viele Informationen aufgenommen hatten, wagte ich mich auf Neuland. Ich bat sie, in Erwägung zu ziehen, dass es für Menschen mit Autismus nicht ungewöhnlich ist, ausnehmend feinfühlig zu sein, und belegte das mit verschiedenen Beispielen wie denen, die ich im vorliegenden Buch nenne.

An diesem Punkt des Workshops sind die Teilnehmer im Allgemeinen durch die Möglichkeiten, die sie bislang nicht bedacht hatten, tief bewegt, ganz ehrfürchtig oder einfach nur sprachlos. Bei einer Gelegenheit kam anschließend eine junge Frau, die sichtlich durcheinander war, mit einem tränenreichen Bekenntnis zu mir. Sie war einmal verantwortlich dafür gewesen, dass einer Frau mit Autismus starke antipsychotische Medikamente verschrieben worden waren. Warum? Weil die Frau mit Autismus dieser Frau gesagt hatte, sie würde um sie herum Engel sehen.

Donelle ist eine Mutter aus Kalifornien, die mir etwas über Tanya schrieb, ihre achtjährige Tochter mit Asperger-Syndrom. Schon ihr erster Satz ließ mich aufhorchen.

Donelle schrieb nämlich ganz unverblümt:

> Meine … Tochter sieht Engel, Gott und das Himmelreich – und ich glaube das – obwohl ich nicht weiß, ob es in ihrer Fantasie geschieht oder irgendwo anders.

Ich rate Donelle und anderen Betreuungspersonen, sich eine gesunde Skepsis zu bewahren, aber bitte nicht das Offensichtliche zu übersehen – eine Lektion, die ich immer wieder lernen musste. Viele von Ihnen, die einen Menschen mit Autismus lieben und für ihn sorgen, wissen bereits, dass er alles um sich herum oft extrem wörtlich auffasst. Nehmen Sie deshalb das, was sich vor Ihnen als privilegiertem Zeugen entfaltet, für bare Münze.

Wie wir sehen werden, stimmen Tanyas Erfahrungen mit denen von anderen Menschen mit autistischer Seinsweise überein.

Donelle fuhr fort:

> Ich kann Ihnen sagen, als Außenstehende, die nach innen blickt, habe ich Tanya beim Beten beobachtet und sofort eine Reaktion gesehen. Für mich ist es unglaublich. Ich kann Ihnen auch Bilder zeigen, die sie gemalt hat. Auf einem speziellen Bild, das ich sehr liebe, hat sie die Geburt Jesu gemalt, aber nicht aus der Perspektive, aus der man sie gewöhnlich sieht. Ihr Bild ist gemalt, als würde sie über der Szene schweben, oder als wäre es die Sicht eines Engels. Es kommt auch vor, dass sie auf den Himmel zeigt und mir sagt, sie könne das Himmelreich sehen. Sie zeigt darauf und sagt mir, es wäre genau dort.

Meine Freundin Debbie erzählte mir, ihr wäre jetzt klar, dass es keinen Grund zur Beunruhigung gibt, wenn sie beobachtet, wie Scott, ihr Teenagersohn mit Autismus und Down-Syndrom, redet und lächelt, wenn er in seinem Zimmer »allein« ist.

Sie schreibt:

> Meine erste Erfahrung mit dem, von dem ich jetzt weiß, dass es Engel sind, fand drei Wochen vor Scotts Geburt statt. Ich war im

Giant Eagle [einem Supermarkt], und ein Mann mit Down-Syndrom namens John war auch dort. Er lebt in einer Wohngruppe. Normalerweise sehe ich ihn einmal in der Woche im Giant Eagle, und er spricht mich immer an.

An diesem speziellen Tag berührte John meinen hochschwangeren Bauch, und das Baby bewegte sich. Er lächelte breit und bemerkte zu mir: »Ihr Baby ist genau wie ich!« Ich war verwirrt und sagte: »John, was meinen Sie? Wird es ein Junge werden?«, und er sagte wieder: »Ihr Baby ist genau wie ich!« Ich dachte nicht mehr daran, erst drei Wochen später, als die Wehen kamen und Scott geboren wurde. Als der Arzt mir sagte, dass Scott das Down-Syndrom hat, überkam mich völlige Ruhe, und mir wurde klar, dass John mir mitgeteilt hatte, dass ich das kostbare Geschenk, das mir gemacht wurde, akzeptieren müsse.

Als Scott etwa einen Monat alt war, hatte ich ein Gespräch mit Diane, einer guten Freundin, die Mormonin ist. Ich erzählte ihr von meinem Erlebnis mit John, und sie tätschelte meine Hand und sagte: »Debbie, ich möchte dir sagen, was ich denke, obwohl ich glaube, dass du es ein bisschen verrückt findest. Aber nachdem du mir von deiner Begegnung mit John erzählt hast, wirst du vielleicht verstehst, was ich dir jetzt erzählen will.«

Diane erzählte mir dann, dass die Mormonen an Reinkarnation glauben. Ich erinnere mich, dass ich die Augen verdrehte und dachte: »Na gut, Diane spinnt eben etwas!« Sie lachte über meine Reaktion und sagte mir, sie persönlich würde glauben, dass Leute mit Down-Syndrom »Engel« wären, die die höchste Ebene erreicht hatten, aber so gerne wieder mit Menschen zusammensein wollten, dass sie zurückkamen, um uns die letzte und höchste Lektion beizubringen: absolute Akzeptanz und Liebe. Damals dachte ich, das wäre ja eine sehr schöne Vorstellung, aber im Herzen hatte ich es noch nicht ganz kapiert.

Scott war immer ein sehr glückliches Baby. Er gurrte und lachte, und manchmal schien er sich mit jemandem zu unterhalten, den nur er sehen konnte. Oft war er zu merkwürdigen Zeiten oder den größten Teil der Nacht über wach, aber am nächsten Morgen wirkte er kein bisschen müde oder schlecht gelaunt.

Dieses Schema hat sich bis heute fortgesetzt. Er ist jetzt neunzehn. Bei Scott sind zwei Sachen diagnostiziert worden: Down-Syndrom und Autismus. Er gilt als nichtsprachlich, kann aber sprechen und tut es, wann und mit wem er will.

Oft werde ich nachts wach und höre, wie er kichert und lacht und in einer Sprache spricht, die ich nicht verstehe. Dann höre ich ihn sagen: »Schsch, sie hört uns sonst. Schschsch.« Wenn ich anklopfe und ein Zimmer betrete, ist er immer sehr entgegenkommend und sagt: »Ist schon in Ordnung, Mama ist hier«, und dann lacht er. Wenn ich frage: »Scott, mit wem redest du?«, erwidert er: »Es sind die Engel, Mama.«

Ich frage ihn dann: »Scott, bist *du* in Wahrheit ein Engel?«, und er lächelt und macht sein Zeichen dafür, dass das, was ich gefragt habe, zutrifft. Dann umarmt und küsst er mich und sagt mir, dass ich lieb bin. Er sieht mir und seinem Vater auch direkt in die Augen. Der Blick ist dermaßen intensiv, dass Sie richtig spüren, wie er Ihre Seele berührt.

Vor zwei Jahren machten mein Mann und ich eine Reise nach Mexiko. Am Tag unseres Rückflugs mussten wir am Flughafen noch warten. Ich langweilte mich, also spazierte ich herum und sah mir die Auslagen der Läden an. Ich wollte gerade zu meinem Mann zurückkehren, als jemand auf mich zugerannt kam und kurz vor mir stehen blieb. Er hob die Hand, berührte mein Gesicht und sah mir genauso in die Augen wie Scott. Der Mann hatte das Down-Syndrom, und ich dachte sofort an meinen geliebten Sohn. Als ich nach Hause kam, sagte ich zu ihm: »Scott, am Flughafen bin ich einem Mann mit Down-Syndrom begegnet.« Scotts Reaktion bestand darin, mein Gesicht zu berühren und mir tief in die Augen zu sehen, und dann erwiderte er nur: »Mama, das weiß ich!«

Ich glaube wirklich, dass Scott eine Verbundenheit hat, die wir alle haben könnten, aber wir sind so beschäftigt und so von unserem Alltag gefesselt, dass wir sie nicht sehen. Ich fühle mich auf so vielerlei Weise gesegnet, weil Scott in meinem Leben ist, und ich glaube wirklich, dass er gekommen ist, um mir etwas wertvolles beizubringen: zu lieben und zu akzeptieren und ihn vor allem als den wunderbaren Menschen wertzuschätzen, der er ist. Dank Scott kann ich eine Arbeit tun, die ich liebe, nämlich mich für Menschen mit speziellen Bedürfnissen einsetzen; und ich habe ein paar der besten Freunde kennen gelernt, die man sich nur vorstellen kann. Und ich bin mit mir im Frieden.

Ich habe eine spirituelle Seite an mir erfahren, die mir verborgen gewesen war, bis Scott mir den Weg wies.

Barbara, eine Großmutter aus Louisiana, schrieb mir von ihrem Enkelsohn Elliott Andrew und seinen Begegnungen mit Engeln:

Wissen Sie, ich habe schon damals, als er noch ein kleiner Junge war, gewusst, dass er »mit Engeln spricht.« Wenn er mich besuchen kommt, spielt er gern eine Weile allein in seinem Zimmer, und ich unternehme oft Ausflüge in »seinen Raum«, damit er in »unserer Welt« geerdet bleibt. Bevor ich sein Zimmer betrete, bleibe ich dann immer erst draußen stehen und höre einfach zu. Oft steht er vor dem mannshohen Spiegel an der Rückseite der Tür, brabbelt (in dieser Autismus-Sprache, die jeder kennt, der ein Kind mit Autismus hat) und bricht häufig in ausgelassenes Kichern aus, als würde er sich köstlich über einen Witz amüsieren, den sein Gegenüber gemacht hat. Wenn ich ihn mitten in einer »Unterhaltung« unterbreche, nimmt er höflich meine Hand, führt mich zur Tür, öffnet sie, schiebt mich hinaus, geht in sein Zimmer zurück, sagt »tschüss«, schließt die Tür und steigt gleich wieder in seine »Unterhaltung« ein. Ich glaube, sie erscheinen ihm (und nur ihm) im Spiegel.

Manchmal fängt er mit diesen Unterhaltungen auch schon an, während ich noch bei ihm im Zimmer bin. Wenn das geschieht, hat er mich und meine Anwesenheit plötzlich ganz vergessen und beschäftigt sich schnell mit demjenigen, der ihn da »ruft«, wer auch immer das sein mag. Ich finde es faszinierend, und es ist wunderschön anzusehen.

Ich kann mir natürlich vorstellen, dass einige Leute sagen werden, dass ich nur ein sehr negatives Verhalten positiv umdeute, aber dieser Ansicht bin ich nicht. Er ist immer ganz glücklich, und sein Gesicht hat einen wunderschönen Ausdruck, wenn seine Engel ihn besuchen. Er zieht ihre Gesellschaft der unseren, die wir »nur Erdlinge« sind, bei weitem vor. Er ist eine sehr freundliche Seele und scheint die Unschuld zu verkörpern, kombiniert mit der sprudelnden Freude einer engelhaften Seele.

Private Beratungsgespräche

Viele andere Berichte, die ich erhalten habe, bestätigen diese Vorgehensweise – der Mensch mit Autismus zieht sich zurück, um allein zu sein, gewöhnlich immer in dieselbe Umgebung zur gleichen Tageszeit, und hat einen in beide Richtungen verlaufenden Austausch mit … jemand Unsichtbarem. Oft lacht oder lächelt er während der Interaktion.

Eine dieser Bestätigungen kam von Sabina aus Südostmissouri, die über ihren kleinen Sohn mit Autismus schreibt:

> Bei verschiedenen Gelegenheiten habe ich seine Unterhaltungen mit jemandem erlebt, den ich nicht sehen konnte, und manchmal konnte ich während dieser Unterhaltungen eine Präsenz spüren. Ich habe auch Kommentare von meinem Sohn bekommen, die sehr tiefschürfend sind und meinen Glauben an Gott gestärkt haben, weil ich in meinem Herzen weiß, dass mein Sohn diese Kommentare nicht selbst machen könnte; sie sind aus seiner persönlichen Erfahrung und den Unterhaltungen mit Ihm entstanden. Es warf mich immer irgendwie aus der Bahn, und manchmal hatte ich Angst, mein Sohn würde halluzinieren, aber jetzt akzeptiere ich diese Dinge und beneide ihn in gewisser Hinsicht darum, dass er Gott so nahe sein kann.
>
> Er liebt die Natur sehr und hat mir wieder beigebracht, die Welt, in der wir leben, zu lieben.

Wenn Sie bei Ihrem lieben Menschen mit Autismus etwas Ähnliches beobachten oder mit anhören, dann bitte unterbrechen Sie diesen Austausch nicht. Erweisen Sie ihm auch nicht dadurch einen schlechten Dienst, dass Sie ihm unterstellen, es handele sich um eine Halluzination. Ungläubige werden diese Aktivität grundsätzlich als sinnloses Gebrabbel abtun, als autistisches Äquivalent der stereotypen »Babysprache«.

Ich glaube, dass der Mensch mit Autismus bei diesen Gelegenheiten von einer göttlichen Präsenz *beraten* wird. Die Freude und das Gelächter, deren Zeuge Sie dabei unter Umständen werden, sind für den Menschen mit Autismus eine beabsichtigte Ruhepause, in der er sich von einem möglicherweise extrem herausfordernden Leben erholen kann.

Caroline, eine Mutter aus Richmond in Virginia, versicherte mir, ihr kleiner Sohn sei nach diesen »Sitzungen« so sehr von reiner Freude erfüllt, dass er aktiv auf andere zugeht, um sie ihnen »mitzuteilen«, indem er sie liebevoll berührt – was er normalerweise nicht tun würde. Wenn Sie mit den Betreuern von Menschen reden, die bereits sehr »ätherisch« sind – Menschen, die unheilbar krank, sehr alt und dem Tode nahe sind –, werden Sie von einem ähnlichen Glücksgefühl hören.

Maureen aus Illinois hat wegen der knallharten Aufrichtigkeit ihres Bekenntnisses ausdrücklich um Anonymität gebeten. Ihre Ängste und Befürchtungen wurden beschwichtigt, als ihre Tochter ihr Engelerlebnis bestätigte.

> Meine Tochter ist zehn, und sie hat Autismus. In ihrem ganzen Leben gab es immer wieder Zeiten, in denen ich mich gefragt habe, ob sie hellsichtig ist oder Gedanken lesen kann. Oft habe ich eine Frage gedacht, und sie hat mit Worten darauf geantwortet. Verschiedene Male klingelte das Telefon oder die Türklingel läutete, und sie nannte den Namen der Person, die anrief oder läutete (Verwandte, die sie kannte).
>
> Speziell einen Vorfall möchte ich erzählen. Ich bin alleinerziehende Mutter, und einmal hatte ich eine spirituell sehr schwierige Phase. Rückblickend weiß ich, dass ich sehr stark in Versuchung war zu glauben, dass ich irgendwann einmal mein Kind schwer verletzen würde, obwohl ich ihm selten auch nur den Hintern versohle. Ich hatte unglaubliche Angst davor und traute

mir selbst nicht über den Weg. Also betete ich jeden Abend an den heiligen Erzengel Michael, dass er uns beschützen möge. [Bibelpassagen und die christliche Überlieferung schreiben dem Erzengel Michael eine ganze Reihe von Aufgaben zu, unter anderem die, dunkle Einflüsse zu bekämpfen und gläubige Seelen aus der Macht des Feindes zu erretten.]

Als meine Ängste anhielten, fragte ich mich, ob wir (besonders meine Kinder) wirklich beschützt würden.

Eines Morgens nach dem Aufwachen saß meine Tochter auf der Bettkante und sah aus dem Fenster. Nach einer Minute sagte sie: »Der heilige Erzengel Michael. Was macht der heilige Erzengel Michael da?« Ich blickte hinaus und sah nichts. Aber ich wusste plötzlich, dass das die Antwort auf meine Gebete war. Fast augenblicklich fiel die Angst, meine Kinder zu misshandeln, von mir ab, und ich war im Frieden. Bis heute (Jahre später) spreche ich jeden Abend dieses Gebet, und ich wurde nie mehr durch solche Gedanken in Versuchung geführt.

Die Geschichte von Jennifer, die in Minnesota wohnt, ist besonders faszinierend wegen der Art und Weise, in der ihre Tochter Megan kommuniziert. Sie bestätigt, dass es einen starken Zusammenhang wischen Autismus und Spiritualität gibt.

Ich habe eine zwölfeinhalbjährige Tochter, Megan, die die Diagnose Autismus bekommen hat. Sie spricht nicht und bedient sich der Zeichensprache, um zu »reden«.

Erst neulich teilte sie mir mit, sie hätte ein weißes Mädchen mit Schmetterlingsflügeln gesehen. Sie machte die Zeichen für »weiß«, »Mädchen« und »Schmetterling«. Ich fragte sie, ob sie glaubte, Flügel zu sehen, und die Antwort meines Kindes war »Ja«. Seit diesem ersten Erlebnis hat sie mir mitgeteilt, dass sie »weißes Mädchen wieder gesehen« hat. Als sie ihr »weißes Mädchen« die nächsten drei Male sah, machte meine Tochter die Zeichen für genau dieselben Worte in genau derselben Reihenfolge, um mir mitzuteilen, dass sie es sehen konnte. Wenn sie das Mädchen sah, wanderte ihr Blick immer nach links oben. Das ge-

> schah, nachdem sie ziemlich erschrocken war und das Bedürfnis hatte, in den Arm genommen zu werden. Als ich sie beruhigt und gefragt hatte, warum sie so erschrocken war, machte sie mir Zeichen, die mit dem »weißen Mädchen« zu tun hatten. Weil ich nicht genau wusste, ob sie etwas Gutes oder etwas Schlechtes meinte, fragte ich sie, ob das weiße Mädchen lieb oder böse zu ihr war. Meine Tochter signalisierte »lieb, manchmal böse«. Mein Bauchgefühl sagte mir, dass meine Tochter ein paranormales Erlebnis hatte, was auch ihre anfängliche Angst erklärt.
>
> Interessant ist, dass Megan nach dem ersten Besuch noch am selben Abend darum bat, eine Halskette zu tragen. Sie beharrte regelrecht darauf! Nach verschiedenen Versuchen, die »richtige« zu finden, brachte ich ihr eine mit violetten Steinen. Megan wollte sofort *diese*. Seitdem hat sie sie nicht mehr abgelegt. Sie wusste genau, welche Halskette von mir sie tragen wollte. Es ist eine auf einer Schnur aufgezogene Halskette, bei der violette Steine durch Knoten voneinander getrennt sind.
>
> Früher einmal war Megan, als ich ihr diese Halskette umgelegt hatte, *ganz ruhig* geworden und hatte irgendwie getröstet gewirkt. Obwohl ich von der geistigen Welt und der Bedeutung der Farben kaum Ahnung hatte, wusste ich doch, dass Violett dem Schutz dient.

Es sollte auch angemerkt werden, dass Violett oder Purpur lange Zeit mit Macht assoziiert wurde und von Bischöfen getragen wurde. Es kann Sensitivität und spirituelles Verständnis sowie persönliches oder spirituelles Wachstum anzeigen.

Bei allem gebotenen Respekt vermute ich deshalb, dass das weiße Mädchen eine spirituelle Wesenheit war, rein, beschützend und keineswegs gefährlich. Das plötzliche Auftauchen dieser Wesenheit erschreckte Megan natürlich zunächst – daher ihre Unentschlossenheit, ob das Mädchen »lieb« oder »böse« war.

In seinem Buch *Engel – die kosmische Intelligenz* beschreibt Dr. Matthew Fox, ein Priester der Episkopalkirche, Engel als »ehrfurchtgebietend« und zitiert den Dichter Rainer Maria Rilke, der schrieb, jeder Engel sei »schrecklich«. In der Bibel wird das Erscheinen von Engeln im Allgemeinen von den Worten »Fürchtet euch nicht« begleitet. Fox fährt fort: »Engel machen Menschen glücklich. Es ist selten, dass jemand, der einem Engel begegnet ist, nicht ein Lächeln auf dem Gesicht trägt. Einem Engel begegnen bedeutet freudig zurückzukehren.« Und er weist darauf hin: »Ein direkter mentaler Kontakt zu diesen himmlischen Wesen könnte durch eine Art Telepathie möglich sein.« (Im Hinblick auf Menschen, die nicht sprechen, wie zum Beispiel Megan, ist diese letzte Äußerung natürlich absolut plausibel.)

Bitte beachten Sie auch, dass das weiße Mädchen Jennifers Tochter weiter besucht und die Nachwirkungen nicht mehr traumatisch sind, denn Megan spricht jetzt ohne Angst davon.

Ein paar Wochen nach ihrem Brief bestätigte Jennifer meine Meinung durch eine Mitteilung, in der sie schrieb:

> Nach dem ersten Erlebnis riet ich Megan, sie solle dem weißen Mädchen in Gedanken sagen: »Danke, dass du da bist«, und »Danke, dass du mir hilfst.«
>
> Jetzt ist meine Tochter jedes Mal, wenn sie diese Begegnungen hat, ruhiger als zuvor. Eine Zeit lang scheint mein Kind von innerem Frieden erfüllt zu sein.

Lori aus Pennsylvania erzählt ganz begeistert von ihrem Engel:

> Mein Engel ist wie meine Augen. Sie sieht jeden. Sie kennt jeden. Ich sehe sie jeden Tag. Sie wohnt bei mir. Sie ist ständig bei mir. Mein Engel heißt Joy. Sie ist hübsch. Sie sieht aus wie ich. Sie kümmert sich um mich. Sie macht mich glücklich. Sie gibt mir Liebe. Sie sorgt dafür, dass ich in Sicherheit bin.

Engel gelten als ruhmreiche Boten des Schöpfers. Sie sind heilige Mittler zwischen Himmel und Erde und als solche in allen Kulturen bekannt. Vielleicht haben einige von uns schon Begegnungen mit engelhaften Wesen gehabt, die sich in Verkleidung, Träumen oder als beeindruckende Vision zeigten. Am leichtesten werden sie von Menschen erkannt, die von Natur aus eine Antenne dafür haben, sie wahrzunehmen. Zu ihnen gehören, wie Sie gelesen haben, Menschen mit anderer Seinsweise und Autismus.

Projektionen

Ich hatte bis jetzt kein direktes Erlebnis mit Engeln, aber wie bei Mark Sachniks Beobachtungen bedeutet das nicht, dass engelhafte Einflüsse nicht zu meiner Entwicklung beigetragen hätten. Im Rückblick auf mein Leben ist mir klar geworden, dass ich nie ernsthaft in Gefahr war, verletzt zu werden. Ich hatte nie eine schwere Krankheit und noch nicht einmal einen Knochenbruch. Dafür sah ich aber auch nicht mehr, wie noch in meiner Kindheit, aus den Augenwinkeln heraus etwas davonhuschen. Diese Dinge waren jetzt direkt vor mir, schwebten in meinem Gesichtsfeld wie die Folie eines Overhead-Projektors.

Früher nahm ich öfter die Umrisse von Formen wahr, die sich durch mein Gesichtsfeld bewegten und aus ihm heraus wanderten. Manchmal geschah das so deutlich, dass ich innehielt und dachte: »Was war *das* denn?« Einmal huschte etwas beim Autofahren von rechts nach links vor mir vorbei, ganz schemenhaft (was mich wirklich ablenkte). Im nächsten Moment wechselte ein Fahrer neben mir die Spur und kam mir dabei so gefährlich nahe, dass ich beinahe mit ihm kollidiert wäre.

Damals fand ich, als verantwortungsbewusster Mensch müsste ich alle medizinischen Ursachen ausschließen, also ließ ich meine Augen gründlich untersuchen, und zwar von zwei verschiedenen Spezialisten, einem Augenarzt und einem Optiker. Ich trage keine Kontaktlinsen, und die Gesundheit meiner Augen ist hervorragend; meine Sehkraft hat sich mit dem Alter sogar *verbessert*. (In der Schule war ich kurzsichtig geworden, weil ich, um mich unsichtbar zu machen, mein Gesicht in den Büchern vergrub.)

Bei einer Untersuchung meines peripheren Gesichtsfeldes, die für jedes Auge einzeln durchgeführt wurde, lag ich nur zwei beziehungsweise ein Prozent unter den Bestwerten. Während die kleinen herunterfallenden »Pünktchen«, die ich oft sehe, für viele

Menschen typisch sind (so genanntes »Mückensehen«), hatten die Ärzte für die anderen oben beschriebenen Erlebnisse allerdings keine medizinische Erklärung.

Im Laufe meines inneren Wachstums und der damit verbundenen Veränderungen gelangte ich zu der Überzeugung, dass man die Energie zurückbekommt, die man in die Welt hinausschickt. Viele Menschen mit Autismus spiegeln, was andere auf sie projizieren (deshalb glaube ich ja auch an mein »Wunderwirken«-Konzept – siehe Kapitel Eins); allerdings hatte ich lange das genaue Gegenteil gemacht. Ich hatte Gleichgültigkeit, Unsensibilität und das Fehlen von echtem Mitgefühl nach außen projiziert. Ich habe schon oft erlebt, was passiert, wenn andere auf so etwas nicht achten. Wenn jemand in meiner Nähe einen Wutanfall bekommt, kann es sein, dass Haushaltsgeräte in seinen Händen den Geist aufgeben, und einmal fing ein Computer bei dem Versuch, ihn ganz normal zu benutzen, ziemlich zu spinnen an.

Darum begann ich auch auf meine Träume zu achten, und fing an, ihre Symbolik zu verstehen. Wenn man zum Beispiel intensiv von jemandem träumt, bedeutet das nicht unbedingt, dass der oder die Betreffende in Gefahr ist oder bald sterben wird. Vielmehr ist es eine Aufforderung, schöne Stunden mit ihm zu verbringen, solange er noch hier ist.

Das begriff ich am Deutlichsten am Morgen nach einem Traum, in dem ich meine geliebte Großmutter umarmte und ihr mit kindlicher Naivität sagte: »Ich habe dich schon lieb, seit ich ein kleiner Junge war.« Während sie mich in ihren Armen wiegte, veränderte sich die Szene um uns herum; da war nicht mehr ihr Souterrain, sondern der endlose Blick auf wunderschöne goldene Weizenfelder mit Menschen, die zufrieden das Getreide ernteten.

Beim Aufwachen war ich mir sicher, dass das ein prophetischer Traum gewesen und sie gerade gestorben war, und ich rief sie so schnell wie möglich an. Stellen Sie sich meine Besorgnis vor, als es länger als gewöhnlich dauerte, bis sie ans Telefon ging! Sie war gerührt, als ich ihr den Traum mitteilte. Seitdem bemühe ich mich, sie jede Woche anzurufen, und einmal im Monat bringe ich ihr einen Blumenstrauß und führe sie zum Mittagessen aus.

Umgekehrt fühlte ich mich glücklich und voller Liebe, nachdem ich von einem Mann mit Down-Syndrom geträumt hatte, den ich von früher her kannte. Wenig später erfuhr ich, dass er vor einigen Jahren gestorben war. Er kehrt in meinen Träumen regelmäßig wieder und bewundert mich dann immer sehr.

Das weiße Pferd zeigt sich noch einmal

Das weiße Pferd ist mir nur noch ein weiteres Mal in einem Traum erschienen, und zwar einen Monat später.

Ich war zu Thanksgiving nach New York State gefahren, um die Ferien im engeren und weiteren Familienkreis zu verbringen – mit Menschen, die ich teilweise gar nicht kannte. Ich wusste, dass ein Cousin einen kleinen Jungen mit Autismus hatte, und deshalb wollte ich Kontakt zu dieser Familie herstellen, um zur Verfügung zu stehen, falls es gewünscht wurde. Aber ich wusste nicht, wie ich an diese Sache herangehen sollte, ohne zu einer Zeit, in der alle einige unbeschwerte Tage verleben wollten, überheblich zu wirken. Ich konnte mich schließlich nicht einfach hinstellen und sagen: »Ach übrigens, ich wollte euch nur mitteilen, ich bin Autismusberater«, ein gesellschaftlicher Fauxpas, den ich früher einmal begangen hätte. Nach dem ersten Tag quälte ich mich damit herum, wie ich darauf zu sprechen kommen könnte, und in der Nacht hatte ich einen Traum, der symbolisch genau vorhersagte, wie die Kontaktaufnahme stattfinden würde.

In diesem Traum sah ich von oben auf ein großes quadratisches Feld hinab, das dünn mit Schnee bedeckt war (in der Realität hatte es tatsächlich schon geschneit). Am rechten unteren Rand des Feldes sah ich den Jungen, um den es ging, von außen her auf das Feld zukrabbeln. Als Nächstes sah ich das weiße Pferd, diesmal ohne Flügel, am oberen Rand des Feldes. Das Pferd trabte aus dem Feld heraus und fing an, am oberen Rand des Feldes entlang nach links zu laufen, um die Ecke herum, und dann weiter an der linken Seite des Feldes hinunter. Es lief nicht *im* Feld, sondern auf dem schwarzen Asphalt einer Straße, die dem quadratischen Umriss des Feldes folgte. Seine Hufe klangen auf dem Belag wie Donnerschläge. Inzwischen hatte der Junge es gerade in die rechte untere Ecke des Feldes geschafft. Zu diesem Zeitpunkt war das Pferd die linke Seite des Feldes hinuntergelaufen, setzte seinen Weg am unteren Rand fort und hielt Kurs auf den Bereich, in dem der Junge war. Und … ich wachte auf. Der Traum war vorbei.

Ich wusste, dass der Traum eine Bedeutung hatte, weil mir klar war, dass das Pferd mich symbolisierte. Der Schauplatz glich diversen schneebedeckten Feldern in unserer Nähe, und bei dem Jungen handelte es sich um den kleinen Sohn meines Cousins, den ich erst wenige Stunden vorher kennen gelernt hatte. Ich setzte den Traum mit meiner Umgebung und den Umständen in meiner unmittelbaren Umgebung gleich. Allerdings wusste ich nicht, wie das alles zusammenpasste. Ich sollte es bald erfahren.

Am folgenden Abend wollten sich alle zu einem Geburtstagsessen im Restaurant versammeln. Die Familie hatte zu diesem Anlass einen großen Raum fast ganz für sie allein reserviert, und die Tische waren hufeisenförmig, fast quadratisch angeordnet. Nach einigen Debatten wurde ich an den unteren Rand gesetzt. Der Cousin und seine Familie setzten sich zu beiden Seiten an die Tische neben mir und rechts die nächsten Tische hinauf. Die Frau meines Cousins nahm neben mir Platz, und wir unterhielten uns. Als wir über ihren kleinen Sohn sprachen, kamen wir auch auf die innere Schönheit des Autismus zu sprechen. Das Gespräch schuf eine Verbindung zwischen uns und rührte uns zu Tränen. Dann wurde mir das Offensichtliche bewusst. Mein Sitzplatz an der Außenseite des Tisches entsprach genau der Stelle, an der das weiße Pferd aufgehört hatte zu laufen, als mein Traum zu Ende war. Der Junge saß *in* dem Quadrat, direkt oberhalb der rechten unteren Ecke und genau da, wo er sich im Traum befunden hatte!

Jetzt ergab das alles einen Sinn, bis auf ein Detail, das ich erst nach einiger Zeit verstand: Warum hatte das Pferd – also ich – den Kontakt zu dem krabbelnden Jungen nicht einfach dadurch hergestellt, dass es die Abkürzung nahm und quer über das Feld lief, um ihm dort zu begegnen, wo er sich befand? Die Antwort fiel mir siedend heiß ein. Es war die Traumentsprechung zu meiner Erkenntnis, dass es äußerst geschmacklos gewesen wäre, wenn ich mich frei heraus als Autismusberater vorgestellt hätte.

Es gab einen behutsameren, natürlicheren Weg. Und weil ich genau wusste, wie ausnehmend feinfühlig das Gehör mancher Menschen ist, traf das Pferd die kluge Entscheidung, am Außenrand des Feldes entlangzulaufen, sodass seine Hufe auf dem Asphalt gut zu hören waren und nicht durch das Gras und den Schnee gedämpft wurden. Auf diese Weise wurde der Junge nicht erschreckt, er konnte das Pferd schon aus der Ferne hören und hatte Zeit, sich auf seine Ankunft vorzubereiten.

Wegweisende Träume

Mittlerweile hatte ich das Gefühl, von einer Höheren Macht systematisch auf »etwas« vorbereitet zu werden, wusste aber nicht, worum es sich dabei eigentlich handelte.

Ich hatte jetzt lebhafte nächtliche Träume, in denen Menschen mich baten, mich um sie zu kümmern. In einem Traum bat ein Mann mich um Heilung. In einem anderen begriff ich, dass ich meine Probleme selbst lösen musste, weil es darum ging, aus den Hindernissen zu lernen. In diesem Fall schien es banal zu sein: Wie konnte man einen Karton mit Milch (das heißt Nahrung) so lange im Freien aufbewahren, bis er für das Familienessen gebraucht wurde? Nachdem ich eine praktikable Lösung gefunden hatte (einen Arbeiter in der Nähe bitten, ihn in seiner Kühlbox unterzubringen), musste ich die Reibereien in der Familie schlichten. Der Traum teilte mir auf symbolische Weise einen wesentlichen Gedanken mit. Manche Umstände werden unserem Leben absichtlich auferlegt, weil sie zur Entwicklung und Erziehung unserer Persönlichkeit beitragen.

Andere Träume bildeten eine Reihe von Lektionen, realistische Möglichkeiten, für einige Zeit die unterschiedlichsten Erfahrungen zu »leben«. Zum Beispiel eine Nachttischschublade einfach dadurch zu öffnen, dass ich an ihren Inhalt dachte; um die grotesken und demütigenden Dinge zu wissen, die Menschen sich selbst oder anderen unter Zwang oder für Geld antun (denken Sie an eine aberwitzige Form der *Jerry Springer Show*, die Boulevardthemen mit häufigen Handgreiflichkeiten unter Gästen verbindet); religiösen Fanatismus zu verstehen; andere Seelen über die erzieherischen Vorteile einer Inkarnation als Querschnittsgelähmter zu beraten; Dualität zu spüren – dass noch eine andere Seite von »mir« existiert; oder zu verstehen, wie man fliegen kann, wenn man in die Richtung rennt, in der der Wind über den Weizen streicht. (In einem ähnlichen Traum vom Fliegen wurde mir schnell klar, dass das Abheben im Superman-Stil unpraktisch ist; es ist extrem ermüdend und einfach nicht aerodynamisch, ständig gegen die Zentrifugalkraft die Arme nach oben zu strecken.)

Eines Morgens erwachte ich mit der Erkenntnis aus einem Traum, dass ich gerade einen Konflikt von einer Warte aus gelöst hatte, die eine einmalige und ungewohnte Denkweise darstellte. Nachts hatte ich dann wieder eine ganze Reihe von Träumen, konnte mich aber beim Aufwachen an kein einziges Detail erinnern. Ich hatte nur den deutlichen Eindruck, dass ich dem, was freundlich und liebevoll ist, treu bleiben sollte. In einem anderen Traum war alles um mich herum in Auflösung begriffen. Die Botschaft, die ich erhielt, war, trotz meiner Not mit Gott verbunden zu bleiben, denn nichts anderes war wirklich wichtig.

In einem weiteren Traum befand ich mich in der Wohnung einer mir bekannten Familie, aber der Junge mit Autismus war mir fremd. Er war klein mit dunklen Haaren und Ponyfrisur. Sein freundliches Gesicht hatte große braune, sehr ernst blickende Augen. Ich nahm an, dass er eine Mixtur aus vielen ähnlichen Jungen war, die ich kannte. In dem Traum rempelte während unseres Gesprächs sein etwas älterer Bruder ihn zufällig an. Der Junge, der sich über seine Kraft offenbar nicht im Klaren war, versetzte seinem Bruder sofort einen Hieb. Der Bruder schrie vor Schmerz auf und hielt sich den Bauch. Während der Bruder wimmerte, fragte ich den Jungen, ob es nicht eine Möglichkeit gäbe, seinem Bruder die Schmerzen wieder zu nehmen? Ob er sie nicht irgendwie »absorbieren« könne? Schließlich war es eine ungewollte Kränkung gewesen. Während der Bruder zu wimmern aufhörte, wurde der Junge in meinen Armen ganz schlaff; er war völlig erschöpft und wurde erst wieder lebendig, als ich ihn schüttelte und anbrüllte.

Ich wusste, dass die amerikanischen Indianer Menschen mit Beeinträchtigungen früher als Mystiker betrachteten und sehr in Ehren hielten, weil sie unter anderem die Gabe des Heilens besaßen. Aber hier handelte es sich um die Andeutung von etwas, das ich bisher nicht einmal ansatzweise in Erwägung gezogen hatte und das mit Autismus zu tun hatte.

Gebet und Heilung

Die Absicht, sich selbst oder andere durch Gebet oder Meditation zu heilen, ist ein weiterer Bereich, der seit kurzem ins Blickfeld der wissenschaftlichen Forschung an hervorragenden Institutionen geraten ist, etwa dem Mind/Body Institute in Massachusetts, dem Duke University Medical Center in North Carolina und dem Pacific Medical Center in San Francisco.

Eine Umfrage des CDC (Center for Disease Control and Prevention, der amerikanischen Behörde für Seuchen- und Krankheitsvorbeugung) unter 31.000 Personen aus dem Jahr 2004 ergab, dass 43 Prozent der Erwachsenen in den USA für ihre eigene Gesundheit beten und 24 Prozent für die Gesundheit anderer.

Angespornt durch diese ermutigende Statistik hat die US-Behörde für Komplementäre und Alternative Heilweisen, die der amerikanischen Gesundheitsbehörde nachgeordnet ist, seit dem Jahr 2000 über zwei Millionen US-Dollar in die Erforschung des Heilens durch Beten investiert. Auch das von dem ehemaligen Astronauten Edgar Mitchell gegründete Petaluma Institute of Noetic Sciences (IONS) hat sich die »Erforschung von Phänomenen [zur Aufgabe gemacht], die in die herkömmlichen wissenschaftlichen Modelle nicht unbedingt hineinpassen«.

Zu den Befürwortern einer wissenschaftlichen Erforschung des Heilens gehört Dr. Marilyn Schlitz, die Vizepräsidentin für Forschung und Erziehung am IONS und leitende Wissenschaftlerin am California Pacific Medical Center. Dr. Schlitz untersucht in ihrer Arbeit, ob der menschliche Verstand verborgene Fähigkeiten hat, die die Heilung fördern. Sie erklärt:

> Die Umfrageergebnisse bestätigen, dass die Menschen beten, dass sie das Gebet als Teil ihres Heilplans verwenden. Sollte die Wissenschaft sich damit nicht beschäftigen? Vielleicht hilft es bei bestimmten Leiden und bei anderen nicht. Nun, das können wir nicht beantworten, wenn wir uns nicht intensiv und systematisch ansehen, was die Leute tatsächlich machen.

Ich habe mich gefragt, ob bestimmte Personen mit Autismus nicht vielleicht so sehr vom Göttlichen beeinflusst sind, dass sie auch eine natürliche Gabe zum Heilen besitzen. Ist ein solches Meisterstück der Verbundenheit in der Realität möglich?

Als ich einmal meinen (in diesem Kapitel bereits erwähnten) Freund Kevin besuchte, war er sichtlich aufgeregt und lief ständig um uns herum, als wir am Küchentisch saßen. Plötzlich holte er aus und ging meinen Kollegen Craig karatemäßig an. Jeder interpretierte das als einen Akt körperlicher Gewalt, denn genau so sah es aus. Aber auf der Heimfahrt vertraute Craig mir an, er hätte einen schmerzhaften Knoten in seiner Schulter gehabt, und Kevin hätte ihn – irgendwie – geschickt und präzise an genau dieser unangenehmen Stelle getroffen (in Wirklichkeit hatte er ihn nicht so fest getroffen, wie es aussah). Kevins schneller Schlag hatte den verkrampften Muskel gelockert, der Craig so weh getan hatte. Zufall oder Kevins Fähigkeit zu intuitiver Empathie?

An dieser Stelle möchte ich, quasi als Ergänzung des Gesagten, ein weiteres Klischee über Menschen mit Autismus oder dem Asperger-Syndrom beseitigen. Das Klischee behauptet, den meisten von ihnen würde die Fähigkeit abgehen, sich in andere einzufühlen und ihre Empfindungen nachzuvollziehen.

Dabei sind Menschen mit Autismus die freundlichsten und teilnahmsvollsten Personen, die ich kenne. (Allerdings habe ich festgestellt, dass viele sich nicht viel aus den falschen Realitäten irdischer Dinge machen, wie körperlicher Schönheit, Reichtum oder materiellem Besitz.) Viele Familien und Betreuer können bestätigen, dass sie in ihren großzügigen, liebevollen Beziehungen mit diesen Menschen sehr viel Zuneigung erhalten.

Ein Freund mit Autismus war sichtlich erschrocken, als er zwei separate Autounfälle, in die ihm nahestehende Personen verwickelt waren, richtig vorhersah. Die Umstände meines Traums über den Jungen und seinen verletzten Bruder kamen mir nicht unglaubwürdig vor. Der englische Philosoph und Autor Charles Williams zum Beispiel fand, die höchste Form der Liebe sei die, das Leiden eines anderen auf sich zu nehmen.

Dieses Prinzip scheint auch der Beziehung zwischen der kleinen Elena und ihrem ahnungslosen Wohltäter zu Grunde zu liegen. Ihre Mutter Ziek aus New York City schreibt:

> Elena gilt als autistischer Mensch mit relativ niedrigem Funktionsniveau [entspricht dem Kanner-Syndrom beziehungsweise »frühkindlichem Autismus«]. Sie spricht nicht und kann nichts ohne volle Unterstützung »tun«. Seit sie im Alter von acht Jahren gelernt hat, selbstständig zu gehen, findet sie ihren Weg durch eine Ansammlung von Menschen, indem sie hier auf einen Popo klopft, da an einem Pulli zieht. Dabei hat sie die bemerkenswerte Gabe, sich Leute auszusuchen, die lächeln und liebevoll reagieren und oft eine Geschichte über einen Neffen oder Cousin mitzuteilen haben, der ebenfalls Autismus hat. Von den Hunderten von Beispielen fällt mir speziell eine Geschichte ein. In diesem Fall jedoch wurde der von ihr hergestellte Kontakt nicht sofort gut aufgenommen.
>
> Einmal, nach einem Gottesdienst, blieben noch ziemlich viele Menschen da, weil eine Versammlung folgen sollte. Elena bahnte sich wie gewöhnlich einen Weg durch die Menge – sie war ihr eigener kleiner »Botschafter«. Ich neige dazu, sie aus der Ferne zu beobachten, und lasse ihr gern genug Raum, damit sie ihre »Arbeit« tun und den Menschen so begegnen kann, wie sie will. Ich passe nur auf, dass sie nicht verletzt wird oder sich am Essen vergreift, was ziemlich fatal werden könnte.
>
> Bei dieser speziellen Gelegenheit beobachtete ich von hinten, wie Elena auf einen älteren Mann zuging und sich neben ihn

stellte, während er in eine Unterhaltung mit einem anderen Mann vertieft war, der mit dem Rücken vielleicht einen halben Meter von einer Wand entfernt stand. Die beiden schienen sie nicht zu bemerken. Kurz darauf ließ sie ihre Hand in die des älteren Mannes gleiten, der auf sie hinuntersah und mit seiner freien Hand behutsam ihre Hand aus seiner löste, sich weiter unterhielt und sie ignorierte. Sie blieb noch eine Weile neben ihm stehen, bis die beiden Männer ihre Unterhaltung beendet hatten und der zweite Mann wegging. In dem Moment ließ Elena ihre Hand wieder in die des älteren Mannes gleiten.

Inzwischen hatte ich mich langsam von der Seite genähert und überlegte, ob ich eingreifen sollte. Während ich mich weiter heranschob, ließ er ihre Hand in seiner, und ich bemerkte, dass ihm Tränen in den Augen standen, als er so da stand, das Gesicht zur Wand gerichtet. Als ich noch näher herankam, zog er offenbar den Schluss, dass ich die Mutter war. Er fragte mich leise: »Wie heißt sie?«, und ich antwortete: »Elena.« In diesem Augenblick begannen seine Tränen ungehindert zu fließen.

Nach etwa einer halben Minute und während er weiter ihre Hand hielt, sagte er mir: »Heute ist der Todestag meiner Frau.« Er machte eine Pause, als ich ihm einen Blick aufrichtigen Mitgefühls zuwarf. Und dann fuhr er fort: »Sie hieß Elena.«

Ich spürte ganz deutlich, dass dieses wortlose Kind, das seine Hand hielt, für ihn etwas enorm Heilendes hatte, und seine Tränen flossen jetzt ungehindert, weil er seine geliebte Frau verloren hatte. Mein Gefühl war (und ist), dass durch diese Tränen sein großer Kummer leichter wurde.

Die Leute fragen mich manchmal, ob Elena eine besondere Fertigkeit oder Fähigkeit besitzt (so etwas wie eine Inselbegabung oder ein Savant-Syndrom), und ich sage ihnen: »Ja, sie ist ein Herz-Savant. Sie öffnet die Herzen der Menschen!«

Ich meinerseits verausgabe mich in meiner Arbeit. Es gibt eine Redensart: »Tu, was du bist.« Ich arbeite ausschließlich mit Hilfe der Intuition, die ich aus meiner persönlichen Erfahrung als Mensch mit Asperger-Syndrom und den Erfahrungen anderer beziehe. Ich habe gelernt, meinen Instinkten voll und ganz zu vertrauen, und sie haben mich nie enttäuscht. Es macht mich glücklich, mit dieser Arbeit meinen Lebensunterhalt verdienen zu dürfen. Es ist ein enormes Privileg und eine Ehre und für mich keineswegs selbstverständlich, denn schon im nächsten Moment könnte mir alles genauso schnell wieder genommen werden.

Ich gehe inzwischen staunend und froh an das Leben heran, während die Ereignisse sich vor mir entfalten wie in einem Film. Ich kann das Leben objektiv und aus der Sicht eines Außenstehenden interpretieren. Von dieser Warte aus kann ich besser überlegen: »Was soll ich daraus lernen?« Jeden Tag, und besonders vor einer Beratung oder einem Workshop, bitte ich das Universum darum, mich als sein Werkzeug zu betrachten, das feinfühlige, humanistische Botschaften überbringt.

Weil mein Selbstwertgefühl jahrelang stark eingeschränkt war, fällt es mir schwer, Komplimente entgegenzunehmen, besonders dann, wenn ich für meine Arbeit gelobt werde. Aber ich kann diese Anerkennung noch aus einem anderen Grund nicht akzeptieren, den ich bei solchen Gelegenheiten immer wieder nenne: »Es kommt nicht *von mir*, es drückt sich *durch mich aus*.«

Teil III
Bestätigungen

6
Izzy

Im Frühling 2003 fand ich mich in einem malerischen Gasthof wieder. Ich bereitete mich auf eine Präsentation vor, die an diesem Tag stattfinden sollte. Der leichte Wind vor meiner Tür verteilte elfenbeinfarbene Kirschblüten, die wie ein Schneeschauer im April wirkten. Um 7 Uhr 30 war der Morgen bereits wunderschön, aber ich hatte keine Ahnung, was für eine Tragweite dieser Tag noch bekommen sollte, denn nur wenig später hatte ich das Privileg, Izzys Bekanntschaft zu machen.

Izzys Mutter Roz und seine ältere Schwester Deb gehörten zu den Leuten, die eine Stunde darauf den Gemeinschaftsraum der örtlichen Bibliothek füllten, um an meinem zweitägigen Autismus-Workshop teilzunehmen. Als alle ihre Plätze eingenommen hatten, ging ich zum Podium und fing an, den Rahmen für unser Zusammensein zu umreißen, wobei ich für das gleiche von Respekt und Ehrerbietung bestimmte Denkmodell eintrat wie in diesem Buch. Kurz nach Beginn meines Vortrags hob Deb die Hand und fragte kleinlaut, ob ich etwas über Personen mit Autismus wüsste, die »Sachen vorhersagen«. Weil ich es vorzog, erst ein paar Grundlagen zu legen und es mir thematisch noch zu früh erschien, direkt in die »großen« Fragen einzusteigen (zumindest in *diese*), wich ich Debs Frage taktvoll aus. Trotzdem fühlte ich mich ein bisschen wie ein Heuchler, denn ich hatte Deb im Regen stehen lassen und ihre aufrichtige Anfrage nicht beantwortet – eine Frage, zu deren Beantwortung ich durchaus bereit war.

In der ersten Pause ging ich auf Roz und Deb zu und fing an, mich so diskret wie möglich mit ihnen zu unterhalten, denn andere standen in Grüppchen in der Nähe, schlürften ihren Kaffee oder wanderten einfach herum. Die Frauen erzählten mir – so viel sie in die viertelstündige Pause hineinpacken konnten – von ihrem geliebten Izzy und seiner intuitiven Fähigkeit, innerlich zu »wissen«, was jemand dachte oder fühlte. Weil wir schnell warm miteinander wurden, fingen Roz und Deb an, mir Izzys bemerkenswerte Gabe ausführlicher zu schildern. Ich war fasziniert und begeistert: Nie zuvor hatte ich von einem Menschen mit Autismus gehört, der so weise und authentisch klang. Die beiden sagten mir fest zu, am nächsten Morgen Izzys Termine zu verschieben und ihn aus seinem täglichen Programm herauszuholen, damit ich mich mit ihm treffen konnte. Ich war so aufgeregt, dass ich den nächsten Tag kaum erwarten konnte. An diesem Abend saß ich vor dem Gasthof noch lange in einem Gartenstuhl, halb abgelenkt vom anhaltenden Schauer der Kirschblüten, und dachte über den Autismus, das Universum und alles andere nach.

Am folgenden Morgen erwachte ich mit begeisterter Vorfreude, unerschrocken durch die Blütenblätter, die sich verschworen hatten, in aller Stille mein Auto zu tüpfeln; ruhig wischte ich eine Schneise auf die tautropfenbenetzte Windschutzscheibe und fuhr los. Auf dem Parkplatz einer Bücherei angekommen, wartete ich auf Izzys Eintreffen, insgeheim nervös, aber voll spirituellen Optimismus. Es dauerte nicht lange, bis Roz' Auto anhielt und sie, Deb und Izzy ausstiegen. Izzy kam mit sorgfältig abgemessenen Schritten auf dem Asphalt direkt auf mich zu, und ich nahm seine zarte Hand in meine – sie war so weiß wie die Kirschblüten –, und wir sahen uns zum ersten Mal intensiv an. In diesem Moment begannen Izzy und ich eine Beziehung; seiner Schwester erzählte er sogar, schon bevor er mich getroffen hätte, hätte er gewusst, wie ich aussehe. Es war ein vielversprechender Anfang, und ich, der erwartungsvolle Schüler, nahm Izzys Führung bereitwillig an.

Izzy mit seinen sechsundzwanzig Jahren gleicht einem in sich ruhenden Buddha: groß, rund und weich, mit kurz geschorenen Haaren und innerer Freude und Weisheit. Bis vor zwei Jahren galt er laut den Ärzten als geistig stark behindert; bis auf ein paar geträllerte Verbalisierungen und gelegentliche einzelne Worte war er unfähig zu kommunizieren. Für Izzy und seine Familie war es ein

Segen und eine Erlösung, von der Gestützten Kommunikation zu erfahren. In null Komma nichts beherrschte er sie flüssig, tippte selbständig einige Worte und machte aus einem skeptischen Psychologen jemanden, der an ihn glaubte. Deb versicherte mir, Izzys Verwendung dieser Kommunikationsmethode habe »ihrer aller Leben grundlegend verändert«.

Als Ergebnis unserer Begegnung an diesem Tag begannen Izzy und ich mit einer regelmäßigen E-Mail-Korrespondenz. Deb und Roz besuchten ihn jeden Tag in seiner Wohngruppe, um ihm meine neuesten E-Mails zu überbringen. Izzy tippte seine Antworten, und Deb schickte sie mir abends.

Ende Mai wurde Izzy durch das Auftauchen von Engeln verwirrt, die mit ihm Verbindung aufnahmen. Er schrieb seiner Mutter von dem Trost, den der Geist seines Vaters ihm spendete. (Grammatik und Interpunktion entsprechen Izzys Text.)

> Heute fühle ich mich besser. Ich war gestern nervös Mama. Du wirst nicht glauben, was ich zu sagen habe Mama. Papa ist letzte Nacht zu mir gekommen. Er wollte dass ich die Engel an meiner Seite sehe. Er wollte dass ich keine Angst habe. Er sagte mir sie würden auf mich aufpassen. Ich verstehe das jetzt. Ich sehe die Dinge jetzt anders. Ich weiß ich bin jetzt auf die Erde gekommen für alle Zeit damit ich etwas über das Leben lerne. Ich musste sein wie ich bin damit ich nicht die Konzentration auf mein Hiersein verliere Mama. Ich bin nur kurze Zeit hier. Ich weiß dass du das weißt Mama. Gott ist lieb. Er wird immer Erfolg damit haben für die Menschheit Gutes zu tun Mama.

Izzy gab später preis, dass insbesondere ein Engel namens Françine sein Beschützer ist. Sie ist fröhlich und macht die Ernsthaftigkeit von Izzys anderem Geistführer wett. Izzy erzählte mir, sein Engel würde genauso heißen wie seine Schwester früher. Deb war völlig erstaunt und schrieb: »Als ich geboren wurde, nannte Mama mich Françine, aber weil eine Tante von mir sich beklagte, der Name würde ihr nicht gefallen, und wirklich darauf herumritt, änderte Mama meinen Namen wieder, bevor sie mich vom Krankenhaus nach Hause brachte. Ich wusste das. Mama hatte es mir erzählt, als ich noch ganz klein war. Izzy oder einer meiner anderen Brüder konnte das auf keinen Fall wissen.«

Izzy war auch freundlich und entgegenkommend, wenn es darum ging, mir seine spirituellen Gedanken mitzuteilen, die ich in dieses Buch aufnehmen wollte. Er schrieb:

> Sag Bill ich lerne viel von meinem Glauben. Fülle mein Herz mit Leben. Ich sehe meine Vorfahren, die mir vorausgegangen sind. Ich weiß ich kann Dinge spüren von denen nur Gott wissen kann. Das weiß ich genau. Ich spüre dass meine Familie in Gottes Himmeln in Sicherheit ist. Ich glaube ich sehe meine Familie die sogar meine Mama nicht kennt. Ich sehe eine Menge Dinge an den Leuten hier auf der Erde. Die Leute sind sehr oberflächlich. Sie kümmern sich nur um sich selbst. Gott solche Leute nicht mag. Er will Leute glücklich machen, dass sie auf der Erde lernen. Ich habe bereits viele Dinge gelernt. Ich habe gelernt, dass man nicht perfekt sein muss um geliebt zu werden. Meine Mama Liebe zu mir ist so groß. Ich bin so sehr glücklich dass sie mich jeden Tag besucht hat, Vertrauen hat in mich. Jetzt kann ich Gottes Hand auf mir sehen wenn ich Angst bekomme. Ich sehr glücklich dass ich eine Mama habe die an mich glaubt. Sie versteht meine Probleme, was daraus zu lernen ist wie ich denke und fühle. Ich kann ihr alles sagen.
>
> Mama sag Bill wenn er etwas von dem hier verwenden kann wäre es mir eine Ehre ihm meine Gefühle mitzuteilen. Ich bin nur ein durchschnittlicher Mensch mit Autismus. Wenn sie mich ansehen denken alle ich wäre dumm. Ich mache Geräusche, manchmal schüttle ich mich, bleibe manchmal auch hängen, aber ich sehr glücklich. Ich kann spüren dass Gott mir hilft immer ein guter Mensch zu sein. Ich verstehe dass ich nicht der intelligenteste hier bin, aber ich versuche zu lernen und wenn ich zu meinem Gott gehe versuche ich ihm ein paar Lebenserfahrungen zu bringen um vielleicht anderen zu helfen wenn sie auf die Erde kommen und hier vielleicht Probleme haben, dann ist es einfacher für sie damit fertig zu werden. Ich bin nicht verrückt

> ich wurde nur mit Problemen geboren. Ich bin einfach glücklich dass ich Eltern hatte die für mich sorgten und mich liebten … Gott segne euch.

Izzy erinnerte sich auch an Einzelheiten seines schwierigen Eintritts in diese Welt und an Begebenheiten vor seiner Geburt. Er bat Deb, mit mir Verbindung aufzunehmen und seine Erinnerungen an mich weiterzugeben:

> Izzy sagte, er würde sich erinnern, dass sich die Nabelschnur um seinen Hals gewickelt hatte und dass sie ihn jedes Mal gewürgt hatte, wenn er den Geburtskanal abwärts wanderte. Er sagte, das wäre immer wieder vorgekommen, aber er hätte gewusst, dass er geboren werden musste. Als es so weit war, wurde er stillgeboren (seine Worte); er atmete nicht, aber er sagte, er hätte gewusst, dass er leben musste. Der Arzt holte ihn ins Leben zurück.
>
> Bill, all das ist wahr – es gab absolut keine Möglichkeit, wie er etwas davon hätte wissen können, denn wir haben nie darüber gesprochen, er kann unmöglich davon gehört haben. Alles, was oben steht, sind Izzys Worte.
>
> Mama fragte ihn, ob er wüsste, an welchem Wochentag er geboren wurde. Er wusste es – er wurde am Ostermontag morgens geboren. Auch darüber haben wir nie gesprochen. Es gab eigentlich nie einen Grund, darüber zu reden, aber er wusste es. Izzy sagte auch, er wüsste, dass Mama einen Kaiserschnitt gehabt hatte, was völlig richtig ist. Der Arzt musste das machen, weil er immer wieder den Geburtskanal hinaufwanderte, aber es gibt wirklich keine erklärbare Möglichkeit, wie Izzy das alles gewusst haben könnte – Mama hätte über so etwas nicht gesprochen. Ich wusste es, weil ich mich erinnerte, was nach Izzys Geburt gewesen war, aber seitdem wurde wirklich nie darüber gesprochen. Also muss seine Erinnerung an diese Zeit echt sein.

Bei einem anderen erstaunlichen Vorfall wusste Izzy schon, was ich geschrieben hatte, *noch bevor er es gesehen hatte*. Deb hatte Grippe und ließ einen ihrer täglichen Besuche ausfallen. Ich hatte ihr eine E-Mail mit Fragen an Izzy geschickt. Ich wollte wissen, wie er einen Traum verstand, in dem ich in einem Geschenkartikelladen vier kleine Bücher gekauft hatte. Deb hatte mir angekündigt, dass Roz vorbeikommen und einen Ausdruck meiner E-Mail an Izzy abholen würde, aber sie erschien nicht.

Als Roz dann Izzy aufsuchte, fing er an, seine Antwort zu tippen, und er ging dabei speziell auf Einzelheiten meines Traums ein. Izzy sagte, die vier Bücher würden Himmelsrichtungen repräsentieren: Norden, Süden, Osten, Westen. Er interpretierte den Traum dann weiter und beantwortete Fragen, die ich in meiner E-Mail an ihn gestellt hatte. Weder Roz noch Izzy hatten diese Informationen vorher gehabt. Es war eine brillante Demonstration seiner ihm von den himmlischen Mächten verliehenen Gabe.

Später hatte ich einen Traum, in dem die Farben Rot und Gold dominierten. Als ich das Izzy berichtete, teilte er mir kurz und bündig mit, Rot und Gold wären »Gottes Lichtfarben«. Rot ist die Farbe des Blutes, das Christus für uns vergossen hat, und Gold steht für die Reinheit Gottes. Wenig später benutzte Izzys Pastor diese Überlegungen zu »Gottes Lichtfarben« in einer Predigt.

Bei einer Pilgerfahrt zu Izzy, bei der ich mit ihm in seiner Wohngruppe zusammensaß, fragte ich ihn, wer er vor diesem Leben gewesen war. Seine blauen Augen leuchteten auf, und er wirkte ein bisschen überrascht über die Frage.

Er schrieb:

> Ja Bill du bist der Erste der mich danach fragt …
>
> Ich erinnere mich daran im Himmel gewesen zu sein bevor ich geboren wurde, kein Körper, nur Geist. Gottes Liebe groß, wundervoll dort. Ich weiß ich bin besonders. Ich weiß ich habe hier eine schwere Aufgabe. Leute glauben nicht, glauben nicht wirklich. Ich bemühe mich sehr, aber weil ich nicht sprechen kann, bin ich von anderen Leuten abhängig. Ich weiß dass du an mich glaubst. Ich kluger Mann vergesse meinen Körper, die Sprache. Ich versuche meine tiefen Gefühle über Gott weiterzugeben. Nicht alle glauben an mich. Ich bemühe mich dass Gott mir sagt dass ich tue wozu ich auf die Erde geschickt wurde.

> Ich war ein Priester im dreizehnten Jahrhundert. Nicht alle haben mir zugehört, hatten Angst ich wäre ein Teufel, würde sie verletzen. Versuchte Gottes Liebe zu zeigen. Sie glauben nur an Herrscher. Ich wurde von den Wachen eines bösen Mannes getötet, von einem langen Säbel erstochen. Mein Name ist schwierig zu sagen. Ich bin nicht gut in Rechtschreibung. Russland. Ich nicht sicher, glaube ich war im Himmel lange Zeit.

Bei einem anderen Zusammensein fasste Izzy seine irdische Mission als Person mit Autismus sehr beredt zusammen. Wie bei allen hier vorgestellten Zitaten hat er zugestimmt, dass seine Worte abgedruckt werden, damit alle sie sehen können. Er schrieb:

> Ich kann starke Liebe spüren mehr als ich sehe. Verstehst du? Ich verstehe Bill. Meine Liebe ist sehr stark. Ich spüre, dass Gott die ganze Zeit bei mir ist. Ich spüre nur seine große Liebe. Mein Herz ist Liebe. Ich glaube ich habe dir gesagt wenn ich zwischen normal und meiner Liebe zu Gott wählen müsste würde Gott haushoch gewinnen. Ich denke nicht an meinen Körper. Ich versuche nur an Liebe zu denken, Gottes Liebe.
>
> Bill mach mit dem weiter was du machst, verlier nicht den Mut. Ich weiß dass es schwer ist, aber denk an mich. Ich habe 23 Jahre lang nichts gemacht und sieh mich jetzt an, also mach weiter wenn du dich kaputt fühlst das ist deine Aufgabe. Ja, es ist schwer, aber sieh mich an, ich rede mit dir, rumore aber herum. Die Leute sagen hier wäre nichts, aber Bill ist da.

Sind das nicht eindrucksvolle, nachdenklich stimmende Empfindungen von einem göttlichen und ausnehmend feinfühligen menschlichen Wesen – von jemandem, dem andere vorher jede Intelligenz abgesprochen hatten? Ich frage mich, wie viele Izzys es da draußen wohl geben mag, die geduldig auf ihre Chance warten, uns alle im Hinblick auf ein übergeordnetes Wohl spirituell anzuleiten. Wäre das für uns alle nicht ein enormes Privileg?

Izzy scheint die Fähigkeit zu haben, eine Brücke zwischen zwei Welten zu schlagen und die Essenz dessen, was er als Himmelreich wahrnimmt, hervortreten zu lassen. Seine Erfahrungen und die geistigen Botschaften seines Vaters bestätigten ein Erlebnis, das ich im Herbst vor unserem Kennenlernen hatte.

Großpapa

Als ich mich am Morgen des 28. Oktober 2002 für einen Arzttermin fertig machte, kam mir irgendwie mein Großvater in den Sinn, und ich dachte daran, dass am 31. Oktober sein Geburtstag war. Ich dachte nicht oft an ihn. Ich kannte ihn nicht besonders gut und habe herzlich wenig Erinnerungen an ihn.

Während ich darauf wartete, dass der Arzt in das Behandlungszimmer kam, wollte ich etwas zu lesen finden und sah das Zeitschriftenangebot durch. Auf dem oberen Teil einer *Newsweek*, die aus der Zeitschriftenablage lugte, stand als Schlagzeile etwas über neu entdeckte Fotos von Marilyn Monroe, was interessant klang. Aber als ich die Zeitschrift ganz herauszog, sah ich, dass die Titelgeschichte »Visionen vom Himmel« hieß, mit einem großen Gemälde aus der italienischen Renaissance, auf dem Engel und Cherubim eine Seele himmelwärts führten. Der Artikel verglich unser »Ideal« vom Himmel mit dem Land Oz (auf das Land Oz wird in meinen Lektüren ständig Bezug genommen).

Schließlich kam der Arzt herein und untersuchte mich. Er freute sich, dass meine Rückenschmerzen weg waren, was ich einer Kombination aus Zeit, Medikamenten und Gebet zuschrieb. Als ich an der Rezeption meinen Scheck für die Krankenversicherung ausstellen wollte, sah ich auf meine Armbanduhr. Unerklärlicherweise war das Datum mehrere Tage *vorgesprungen* und zeigte jetzt den 31. Oktober – den Geburtstag meines Großvaters! Obwohl das Datum sich geändert hatte, wurde die Uhrzeit korrekt angegeben. Ich war wie vom Donner gerührt und bemerkte das auch zu der Empfangsdame. Ich besaß die batteriebetriebene Uhr seit fast zehn Jahren, und das war noch nie vorgekommen. Weil ich sie nicht auf den 28sten zurückdrehen konnte, musste ich sie manuell vorwärtsdrehen. (Ein ortsansässiger versierter Juwelier, der mit meiner Uhrenmarke Reparaturerfahrung hatte, hatte von einem solchen Vorkommnis noch nie gehört.) In den folgenden Tagen überprüfte ich immer wieder, ob an der Uhr irgendwelche Störungen auftraten, aber sie funktionierte einwandfrei.

In der auf den Datumswechsel folgenden Nacht hatte ich einen beeindruckenden Traum, aus dem ich mit dem Gefühl erwachte, flüchtig das Jenseits gesehen zu haben, vielleicht dank meines Großvaters (so ähnlich wie Izzys Erfahrung mit dem Geistkörper seines Vaters). In dem Traum stand ich am Rand einer wunderschönen Wiese, die zu einem bewaldeten Gebiet führte, das langsam in einen üppigen, dichten Wald überging. All das war so vertraut, dass ich das Gefühl hatte, schon einmal dort gewesen zu sein. Während ich bergauf wanderte, riss mir der Wind ein Foto des *Zauberers von Oz*, das ich gehalten hatte, aus der Hand, und es segelte den Weg hinunter. Es flatterte in ein grünes Tal, das zu einem spektakulären Wasserfall führte, der sich in einen flachen Flusslauf ergoss. Das Foto symbolisierte die einzige irdische Leidenschaft, die ich (zumindest damals) nur unter großen Schwierigkeiten hätte aufgeben und loslassen können.

Ich folgte dem Foto, ohne an es heranzukommen, und gelangte so näher an den Bereich des atemberaubenden Wasserfalls. Er war dermaßen plastisch, dass ich das Gefühl hatte, eins mit dem Wasser zu werden; sein Schaum bizzelte in meinem Mund wie Selterswasser. Alles fühlte sich lebendiger an, sogar die Luft, die durch meine Nasenöffnungen strich.

Aber weil ich, abgelenkt von dem Foto, vom Hauptweg abgekommen war, musste ich, um meine Wanderung fortzusetzen, jetzt den Fluss überqueren. Glatte und glitzernde flache Steine und Felsrücken ragten über die Wasseroberfläche hinaus, sodass das Überqueren keine große Herausforderung darstellte. Trotzdem war da eine leise Furcht, denn auf einen Teil des Gebiets, das ich durchqueren musste, fiel ein kräftiges grelles Licht, das verhindern würde, dass ich meinen Weg sah. Das Gefühl, das mir vermittelt wurde, war »Vertraue!« – darauf, dass ich gefahrlos auf die andere Seite des Flusses gelangen würde. Dann könnte ich meinen Platz in einem höher gelegenen Bereich einnehmen, auf einem Hügel über dem Fluss, der an ein Auditorium angrenzte. Es war eine weitere Prüfung, und als ich mein Ziel erreichte, wachte ich auf.

Ein paar Wochen später stieß ich auf eine Passage in Dr. Raymond Moodys Buch *Das Licht von drüben*, in dem aus den *Dialogen* Papst Gregors des Großen zitiert wird. Moody behauptet, es wäre die erste historische Dokumentation über »das Leben nach dem Leben«. Darin werden einem von der Pest besiegten Soldaten ähnliche Umstände während einer außerkörperlichen Erfahrung zugeschrieben. Als er aus seinem Körper herausgehoben wird, findet er sich vor einer Brücke wieder, unter der ein schwarzer und düsterer Strom fließt. Aber oberhalb sind üppige Wiesen mit grünem Gras und wohl riechenden Blumen. In der Erzählung heißt es weiter (Kursivschrift zur Hervorhebung von mir): »An dieser Brücke fand die *Prüfung* statt. Wenn ein Ungerechter über sie gehen wollte, fiel er in den düsteren, übel riechenden Fluss. Die Gerechten aber, welche von keiner Schuld behaftet waren, *gelangten sicheren, freien Schrittes hinüber* zu den freundlicheren Wohnstätten.«

Den Tag vor dem Geburtstag meines Großvaters verbrachte ich mit meiner Großmutter. Wir sahen uns alte Dias von der Familie an. Obwohl einige über fünfzig Jahre alt waren, hatten sie ihre kräftigen, lebendigen Farben behalten. Auf vielen war Großpapa zu sehen, und wir waren beide der Meinung, das wäre eine liebevolle Möglichkeit, ihn an seinem Geburtstag zu ehren.

Als ich Izzy mein Erlebnis mitteilte, versicherte er mir gelassen und abgeklärt, ich hätte vielleicht einen kurzen Blick auf die Randgebiete des Jenseits geworfen, das Himmelreich wäre aber weit erlesener und blendender als alles, was ich je wahrgenommen hätte. Izzys stimmige und unerschütterliche Botschaft, in Liebe verbunden zu bleiben, hallte jedes Mal in mir nach, wenn ich über meine Offenbarung nachdachte.

Ich wollte mich bemühen, in meinen künftigen Beziehungen zu anderen diese Eindrücke zu bewahren.

7

Gespenster im »Labor«

Von all den alarmierenden Nachrichten über Autismus und Missbrauch haben keine einen solchen Aufruhr verursacht wie diejenigen, in denen Kinder mit Autismus als »besessen« betrachtet wurden. Ein Vorfall im August 2003 machte Schlagzeilen: Ein achtjähriger Junge wurde auf den Boden gedrückt und festgehalten, sodass er sich nicht mehr bewegen konnte. Er erstickte im Verlauf einer Exorzismuszeremonie, die in einer freikirchlichen Gemeinde in Milwaukee abgehalten wurde.

Der Bischof der »Kirche des Apostolischen Glaubens« rechtfertigte dieses Geschehen mit den Worten: »Wir haben Gott gebeten, den Geist wegzunehmen, der den Jungen zu Tode quälte. Wir haben intensiv gebetet, aber nicht, um ihn umzubringen.« (Personen mit Epilepsie und Tourette-Syndrom sind früher genauso behandelt worden.) Man sollte meinen, eine so radikale Zeremonie wie eine Teufelsaustreibung käme angesichts dessen, was wir über Autismus wissen, heutzutage nicht mehr in Frage. Aber der Fall zeigt, wie leicht die Grenzen von elterlicher Verzweiflung, besten Absichten, religiösem Einfluss und unentschuldbarer Unwissenheit nach wie vor überschritten werden können.

Ich möchte jetzt zu einem Fall kommen, den ich selbst erlebt habe und bei dem eine Person mit Autismus wohl als psychotisch oder sogar besessen abgestempelt worden wäre, wenn andere sein Erleben nicht bestätigt hätten. Der Fall ist ein warnendes Beispiel, das uns dazu anhält, keine voreiligen Schlüsse zu ziehen, sondern gründlich alle Eventualitäten zu betrachten, alle alternativen Möglichkeiten zu prüfen und dem, was jemand uns erzählt, wirklich genau zuzuhören.

Denken Sie daran, dass Personen mit Autismus das, was sie interpretieren und mitteilen, oft sehr wörtlich meinen.

Zu Beginn des Winters 2003 war ich gebeten worden, mich mit einem Team zu beraten, das einen einundzwanzigjährigen jungen Mann mit Autismus namens Josh unterstützte. Josh ist über ein Meter achzig groß und spindeldürr; er hat durchdringende blaue Augen, kurzes rotgoldenes Haar und feine, vergeistigte Gesichtszüge. Er ist so sensibel, dass er, wenn er etwas anderes als Baumwolle auf der Haut trägt, rote Quaddeln bekommt.

Josh hatte in den vergangenen zehn Jahren in einem Internat für Jugendliche mit Autismus gelebt, aber weil er jetzt nicht mehr schulpflichtig war, durfte er die Leistungen der Schule nicht mehr in Anspruch nehmen und musste in ein anderes Lebensumfeld wechseln. Es war beschlossen worden, dass er in seinen Heimatbezirk zurückkehren sollte, in einen anderen Staat, in dem seine Familie lebte. Ich leitete Joshs Eltern, das Schulteam und die ihn empfangenden Fachleute dabei an, alle Facetten seines Lebens sorgfältig zu prüfen. Wir stellten für Josh einen Unterstützungsplan auf, damit seinen Hoffnungen, Bedürfnissen, Träumen und Wünschen Rechnung getragen wurde.

Bevor Josh eintraf, bildete ich sein neues Team unter anderem in der Verwendung der Gestützten Kommunikation aus, denn er spricht nicht flüssig. Josh verwendete die Gestützte Kommunikation bereits mit seiner Mutter und hatte sie anfangs auch in der Schule benutzt, aber während seiner Zeit dort war sie bald zugunsten eines Bildersystems aufgegeben worden, das Josh jedoch ablehnte. Jetzt wurden überall in seinem neuen Zuhause Papiertastaturen verteilt, und seine Betreuer waren darauf vorbereitet, daran mit ihm zu arbeiten, wenn er bereit dazu war.

Vor Joshs Umzug begutachtete ich außerdem die Umgebung des Hauses, das als das für ihn geeignetste ausgewählt worden war. Es war ein in den Sechzigerjahren erbautes Ziegelsteinhaus im Ranchstil, das auf dem Land an einem Hang lag, allerdings zwischen zwei Schnellstraßen eingekeilt. Das Haus gefiel mir sehr gut, besonders wegen seiner Hartholzböden und der Wälder drumherum. Josh hätte ein eigenes Schlafzimmer und würde das Haus mit einem anderen Mann (ohne Autismus) teilen, der bereits dort wohnte. Ich erfuhr schnell, dass das Haus den Spitznamen »das Labor« trug, weil es in der Laboratory Lane lag.

Josh wohnte bereits ein paar Wochen dort, als er nächtliche Schlafstörungen bekam. Kurz nachdem er eingezogen war, veranstaltete ich für seine Betreuer eine Autismus-Sensibilitäts-Schulung. Bei dieser Gelegenheit äußerten sie ihre Besorgnis wegen Josh. Als ein Mitglied des Teams ihn gefragt hatte, warum er nicht richtig schlafen könne, hatte Josh das Wort »Gespenst« getippt. Das Team wollte nun wissen, was das bedeutete und was sie mit dieser Information anfangen sollten.

Aufgrund unserer früheren Begutachtung von Joshs Aufzeichnungen, seinem gegenwärtigen psychischen Zustand und Befragungen der Familie und der Betreuer wussten wir, dass keine auffälligen psychischen Probleme vorlagen. Also begannen wir einen Dialog, und ich erklärte, wie ausnehmend feinfühlig Personen mit Autismus sein können, wenn es darum geht, Dinge wahrzunehmen, die andere Menschen nicht wahrnehmen. Wir kamen dann überein, dass das Team Joshs Berichte nicht als Sensation herausstellen, sie vertraulich behandeln und das, was er erzählte, als wahr akzeptieren sollte. Das Team war damit einverstanden und würde ihm weiterhin versichern, dass alles in Ordnung war.

Aber es war nicht alles in Ordnung, und nach etwa einem Monat konnte Josh keine Nacht mehr überstehen, ohne schreiend aufzuwachen, den Flur hinunterzurennen und gelegentlich das Betreuungspersonal an der Kehle zu packen. Als er sich beruhigt hatte, tippte er, in seinem Schlafzimmer wäre jetzt nicht mehr nur ein Gespenst, sondern es wären gleich mehrere. Und er nannte sie beim Namen. Samuel war einundzwanzig und der Erste, wegen dem er die ganze Nacht aufblieb. Edward war ein Mann mit Bart. Ein anderes Gespenst hieß Sarah. Und im Gästezimmer am anderen Ende des Flurs hatte sich eine »Frau« häuslich niedergelassen. Josh gab an, insgesamt wären es fünf, und sie kämen von dem kleinen Friedhof, der an das Grundstück angrenzte. (Bei meiner Begutachtung des Hauses hatte ich den Friedhof gar nicht gesehen, der sehr klein war und hinter ein paar Bäumen versteckt lag.)

Als das Team die Namen, die Josh ihm genannt hatte, mit den Friedhofsgrabsteinen aus dem neunzehnten Jahrhundert verglich, *stimmten sie bemerkenswerterweise überein*, obwohl Josh, der immer im Blickfeld seiner Betreuer war, den Friedhof nie zu sehen bekommen hatte. Es gab dort auch einen Samuel, der mit einundzwanzig Jahren gestorben war. Und das war erst der Anfang.

Mit jeder Woche, die verging, schien die Situation schlimmer zu werden, denn die Wesenheiten setzten sich im Haus fest. Jetzt war ihre Anzahl Josh zufolge auf neun angestiegen, und die Dinge fingen an, sich in Realzeit zu manifestieren.

Eines Nachts hörte ein Mitglied des Betreuungsteams in Joshs Zimmer ein kleines Mädchen reden und kichern, ein anderes Teammitglied sah ihr Spiegelbild in einem Fenster. Wieder eine andere Person arrangierte als Imbiss auf einem Teller Plätzchen und Orangenscheiben. Als sie in den Raum zurückkehrte, war alles bunt gemischt. Ein anderes Mal ging ein Mitglied des Teams ins Büro im Untergeschoss, um vom Tisch eines verschlossenen Raumes einen Stapel Papier zu holen. Statt sich dort zu befinden, wo es sein sollte, lag das Papier auf der anderen Seite des Raums verstreut herum. Zwei andere Teammitglieder sahen blitzende Lichter in Joshs Zimmer, die keine Spiegelungen von außen sein konnten. Immer wieder waren Wellen kalter Luft spürbar.

Am Dramatischsten war, dass auf zwei Fotos von Josh unverkennbar das Gesicht eines bärtigen Mannes zu sehen war, das über dem Boden in der Luft schwebte. Als das Foto auf einem Fernsehbildschirm digital vergrößert wurde, waren ganz deutlich die Gesichtszüge zu erkennen.

Amy, Joshs Fallmanagerin, rief mich voller Verzweiflung an. Joshs psychische und physische Gesundheit war ernsthaft gefährdet, und obwohl sein Team die Zähne zusammenbiss und durchhielt, war es verständlicherweise ziemlich fertig, und ein Mitarbeiter hatte bereits das Handtuch geworfen.

Je mehr ich hörte, desto wütender wurde ich. Für mich war klar, dass Josh bei dieser ganzen Sache ein unschuldiges Opfer war, und mich ärgerte, dass er ausgenutzt wurde. Seine Feinfühligkeit diente den anderen offenbar als Eingangstor: Seine höhere Frequenz war der Übertragungskanal beziehungsweise Leiter, über den sie sich Zutritt verschafften. Das erschien mir nicht völlig unwahrscheinlich; ich hatte einmal mit einer Mutter gesprochen, die mir erzählte, ihr Sohn wäre in Gefahr, zu Unrecht als psychisch krank abgestempelt zu werden, weil er unangemessene Verhaltensweisen zeigte, die von spontaner Freude bis zur Selbstkasteiung reichten – bis er zugab, dass er Radiofrequenzen auffing und auf die Übertragungen reagierte. Das wurde als zutreffend anerkannt, als die Familie seine Nachrichtenberichte bestätigte.

Amy vertraute mir dann an, dass sie selbst sehr feinfühlig war und als Kind Geistwesen sehen konnte. Josh hatte sogar vor kurzem an sie getippt: »Du siehst Gespenster«, womit er sagen wollte, dass er diese Fähigkeit an ihr erkannt hatte.

Wir planten, das »Labor« zu besuchen, sobald ich in ein paar Wochen das nächste Mal in der Stadt war. Amy würde mit der für Josh zuständigen Behörde alles klären, sodass alle auf einem Ausflug wären, während wir versuchen würden, durch Gebete das »Haus zu reinigen«. Wir wollten außerdem die Wesenheiten auffordern, Josh aus ihrer Gewalt zu entlassen.

Es war ein ehrgeiziges und möglicherweise gefährliches Projekt, aber außer das Haus formell segnen zu lassen hatte ich keine schnellen, einfachen Lösungen parat.

Vielleicht fragen Sie sich jetzt, wie Joshs Eltern mit all dem umgingen. Beide stehen in ihrer Gemeinde seit langem in dem Ruf, sich anhaltend und nachdrücklich nicht nur für ihren Sohn, sondern auch für die Kinder anderer einzusetzen. Sie waren außerdem bei mehreren ungewöhnlichen Vorfällen in Joshs Haus dabei gewesen und so aufgeschlossen zu erkennen, dass die Kräfte, die ihren Sohn beeinflussten, von außen kamen und nichts mit Autismusklischees oder psychischer Krankheit zu tun hatten. Es waren auch keine Verschwörungen ausgeheckt worden, die Josh destabilisieren sollten. Sein Team war engagiert und liebevoll. Auch Josh selbst hatte nicht vorsätzlich einen Betrug ausgebrütet; für alle Betroffenen war die Sache vollkommen real.

Ein paar Sonntage vor Amys Anruf sah ich Josh und seine Eltern bei einer Veranstaltung. Josh war ausgemergelt und erschöpft, aber auch extrem aufgeregt. Er tat mir sehr Leid. Im Gespräch wurde mir deutlich: Josh war nicht klar, dass er die Macht hatte, sich gegen die Wesenheiten zu wehren, die ihn so sehr peinigten. Er wusste nicht, dass er »Nein« sagen konnte, aber als ich ihn darauf hinwies, war er einverstanden, es zu versuchen. Als ich später die Chance erhielt, ihn unter vier Augen zu sprechen (wobei seine Mutter beim Tippen als »Stützerin« fungierte), fragte ich ihn, ob er wüsste, was die Präsenzen wollten. Er antwortete, er wüsste es nicht, weil sie »zu schnell reden«. Das entspricht den Beschreibungen, die einige Sensitive von dem mit hoher Frequenz stattfindendem »Geschnatter« der Geistwesen gegeben haben.

Auch mein Freund Izzy nahm an dieser Veranstaltung teil. Er versicherte Josh seines Mitgefühls und riet ihm, auf Gott zu vertrauen. Als Josh weg war, sorgte Izzy sich jedoch weiter. Er bat seine Mutter Roz, mir Geld zu geben, von dem ich eine Heiligenstatuette für Josh kaufen sollte. Als ich fragte, welcher Heilige es denn sein sollte, tippte Izzy: »Der heilige Patrick. Er ist gut darin, auf Kinder aufzupassen.« Roz gab mir einen Zwanzig-Dollar-Schein, und ich versprach, Josh bei meinem bevorstehenden Besuch eine St.-Patrick-Statuette mitzubringen.

Kurz bevor ich von zu Hause wegfuhr, um Josh zu besuchen, rief Amy noch einmal an. Sie hatte mit einem Teammitglied namens Jerry über das geredet, was Josh passierte, und ihm geschildert, wie ängstlich alle waren. Jerry hatte Amy erzählt, seine Mutter Delores wäre schon ihr ganzes Leben lang feinfühlig. Amy und Delores setzten sich miteinander in Verbindung und verstanden sich auf Anhieb sehr gut. Sie gingen zusammen zu dem Haus und betraten auch den winzigen Friedhof. Weil Delores mit ihren Aussagen ziemlich oft ins Schwarze traf, hielt Amy es für das Beste, wenn Delores uns bei unserem Besuch begleiten würde. Ich freute mich über die zusätzliche Unterstützung und Delores' Weisheit. Gemeinsam würden wir drei eine starke Kraft sein.

Als ich in der Stadt ankam, hörte ich noch einmal von Amy. Delores wollte sich mit uns treffen, und ihre Tochter Carolyn wollte ebenfalls mitkommen. Ich erfuhr, dass auch Carolyn eine Gabe besaß und seit ihrer frühen Kindheit Geistwesen sehen konnte.

Eine Zeit lang hatte Carolyn es abgeblockt, weil es sie zu sehr durcheinander brachte, aber jetzt fing sie wieder an, sich für die Visionen zu öffnen. Es war eine Zeit der Offenbarungen.

Wir trafen uns noch am Abend in meinem Hotelzimmer, um einen Plan zu entwerfen. Ich mochte Delores vom ersten Moment an. Sie war um die sechzig, vollschlank, mit dunklen Haaren und schwarzen Augen, aus denen Herzlichkeit sprach. Sie war wie Granit, fest in sich und ihrer Gabe verankert, wild entschlossen, anderen zu helfen. Sie hatte für das FBI vermisste Kinder gefunden und vor ein paar Jahren ihrem Mann, der damals Polizist in New York City gewesen war, Tipps gegeben, die sich bei der Verhaftung von David Berkowitz alias »Son of Sam« als richtig herausgestellt hatten. Ihre Tochter Carolyn war eine sehr jung aussehende Frau von einundvierzig Jahren, ernsthaft und still.

Beim Gespräch mit ihnen herrschte bei mir immer noch Verärgerung vor, und ich hielt es für meine Pflicht, Josh zu schützen. Die Präsenzen hingen im neunzehnten Jahrhundert fest – waren wir nicht weiter fortgeschritten und weiser als sie? Andererseits wollte ich nach Möglichkeit auch ihnen helfen.

Delores gelang es, meinen Zorn zu lindern. Sie meinte, um Joshs Angst abzubauen, müssten wir herausfinden, was diese Präsenzen wollten. Sie und Amy hatten auf lokaler Ebene ein paar Recherchen angestellt. Die Grabinschriften auf dem Friedhof gehörten zu zwei verschiedenen Familien. Die Zeitangaben auf den Steinen reichten von Anfang bis Mitte des neunzehnten Jahrhunderts. Delores und Amy fanden heraus, dass einige Familienmitglieder an Tuberkulose gestorben waren. Die beiden Frauen hatten außerdem das Gefühl, dass ein Mord oder Selbstmord hineinspielte – mindestens einer war nicht eines natürlichen Todes gestorben.

Wir beschlossen, am folgenden Abend über den Friedhof zu wandern, über das Gelände und dann Zimmer für Zimmer durch das Haus. Unsere Einstellung würde aufgeschlossen und diplomatisch, aber bestimmt und entschlossen sein. Bevor wir an diesem Abend auseinandergingen, beteten wir noch zusammen.

Während des ganzen Gesprächs machte Carolyn Notizen, war aber meistens still und schien zeitweise abgelenkt zu sein. Am nächsten Tag erfuhr ich von Amy, dass Carolyn eine Gestalt in einem weißen Schleier hinter mir hatte stehen sehen. Sie wusste, dass es eine wohlmeinende, beschützende Präsenz war, die mir galt. Ich weinte. Weil ich nicht wusste, mit was wir es zu tun hatten, war ich in diesem Moment über jede Hilfe froh, die ich bekommen konnte. Angesichts der Tatsache, dass die Aggressivität der Präsenzen zunahm und die Dinge immer mehr außer Kontrolle gerieten, fürchtete ich eine Konfrontation. In dieser Nacht schlief ich unruhig; meine Gedanken kreisten um tausend unbeantwortete Fragen, die sich nicht abstellen ließen.

Am nächsten Tag trafen Amy und ich uns bereits eine Stunde vor der Abfahrt. Ich war immer noch auf der Suche nach der St.-Patrick-Statuette, deren Kauf Izzy mir aufgetragen hatte. Amy kannte in dieser Gegend nur ein Geschäft mit religiösen Artikeln, und wir beschlossen, dort anzuhalten, bevor wir zu Joshs Haus fuhren. Wenn wir keinen heiligen Patrick finden konnten, wollte ich die zwanzig Dollar Joshs Eltern geben und sie bitten, sich selbst um die Angelegenheit zu kümmern.

Wir stiegen aus dem Auto und betraten ein Gebäude, das aussah, als wäre gerade eine Sammelstelle vom Roten Kreuz explodiert – überall war irgendwelches Zeug aufgehäuft oder lag verstreut herum. Wir zwängten uns durch die Gänge und sahen vieles, aber keine Statuette. Der Form halber fragte ich schließlich nach, und ein Angestellter schickte uns zu einer Vitrine am Eingang des Ladens, die wir offenbar übersehen hatten; er meinte, alle Schutzheiligen-Figurinen wären dort zu finden.

Amy und ich wanderten durch das Chaos zurück zu der ältlichen Kaufhausvitrine. Wir entdeckten schnell, dass es in dem Laden nur eine einzige Statuette gab, die exakt zwanzig Dollar kostete. Es war natürlich der heilige Patrick, der da auf uns wartete, herrlich anzusehen in seinen fließenden grünen Gewändern und mit seinem sanften Gesicht. Es war ein gutes Omen.

Der Himmel bezog sich bereits, als wir die einstündige Fahrt über die Schnellstraße zum Haus hinter uns brachten. Amy und ich würden Delores und Carolyn dort treffen. Ich war in leichter Sorge, hatte aber um Führung und Unterstützung gebetet. Ich war der

Meinung, dass Joshs Wohlbefinden an erster Stelle stand, meine persönlichen Sorgen waren zweitrangig.

Während wir die steile, kurvenreiche Auffahrt hochfuhren, rechnete ich mit einem unheilvollen, mulmigen Gefühl. Aber es stellte sich nicht ein. Ich fühlte mich stark und zuversichtlich. Das Haus sah genauso aus wie immer, und ich spürte nichts, was nicht dorthin gehörte. Als ich hineinging, war Josh vor nervöser Ängstlichkeit völlig aufgedreht. Mehrere Teammitglieder versuchten, ihn zu einer Gestützten Kommunikation zu bewegen, aber er war zu durcheinander, um sich zu konzentrieren. Schließlich setzte er sich mit mir hin und begann sich zu beruhigen.

Er begann damit, dass er einen Standard-Smalltalk tippte: »Hallo Bill. Wie geht's dir?« Aber dann kam er auf den Punkt: »Liebe mich so, wie du Christus liebst.« Ich beugte mich vor, um ihn auf die Wange zu küssen, und versprach ihm, mich für ihn einzusetzen. Daraufhin tippte Josh: »Gespenster in meinem Zimmer. Kann nicht schlafen. Ich habe schreckliche Angst. Hilf mir.« Ich versicherte ihm, dass ich alles in meiner Macht Stehende tun würde, um ihm zu helfen.

Bald darauf stiegen Josh, sein Mitbewohner und die restlichen Teammitglieder in den Behördenbus und brachen zu ihrem Ausflug auf. Delores, Carolyn, Amy und ich blieben allein im Haus zurück. Carolyn hatte einen Camcorder mitgebracht, um den Ablauf zu dokumentieren und alles einzufangen, was uns in Echtzeit vielleicht entgehen würde. Sie ließ die Kamera fast den ganzen Abend laufen. Als zusätzlichen Schutz trugen vier von uns außerdem geweihte Kreuze oder Rosenkränze. Auf dem Parkplatz reichten wir uns die Hände, und unter Delores' Anleitung beteten wir.

Wir fingen mit dem Friedhof an. Er war mir anfangs gar nicht aufgefallen, und jetzt verstand ich, warum ich ihn übersehen hatte. Er bestand aus einem winzigen, schmalen Stück Land, war durch Gestrüpp getarnt und lag an einer entfernten Ecke des Anwesens gegenüber der langen Zufahrt. Alles in allem konnte er nicht größer als viereinhalb Quadratmeter sein.

Außer über die winzige Größe des Friedhofs wunderte ich mich auch über die völlige Unordnung dort. Grabsteine und Grabmarkierungen schienen wahllos verstreut zu sein, viele standen schief, lehnten an Bäumen, wiesen in unterschiedliche Richtungen oder waren ganz einfach umgekippt. Und sie lagen und standen dicht gedrängt wie die Sardinen, sodass es bei realistischer Betrachtung unmöglich war, dass unter den eng an eng stehenden Grabsteinen irgendwelche Särge angeordnet sein konnten.

Dann sah ich sie – drei zusammen in einer Reihe: Edward, Sarah und Samuel, die Namen, die Josh genannt hatte. Als Nächstes geschah etwas völlig Unerwartetes: Ich weinte um sie. Es überraschte mich selbst zu entdecken, dass mich – statt Wut oder Verachtung – Liebe und Mitgefühl für sie überkam, die mitleidvolle Erinnerung an Menschen aus Fleisch und Blut, die wirklich gelebt hatten und von denen einige viel zu früh gestorben waren. Es war, als würde zu den Namen nun ein Gesicht gehören.

Friede und eine tiefe innere Ruhe erfüllten mich; alles würde gut werden und keinem von uns ein Leid geschehen. Als die Frauen den Friedhof verlassen hatten, ging ich allein noch einmal zurück und sprach ein Gebet für die drei, für die ich nun menschliche Wärme empfand. Wir waren uns nicht mehr fremd.

Dann suchten wir das Gelände rund ums Haus ab. Carolyn ließ den Camcorder laufen und nahm im Vorbeigehen alle Fenster auf. Das Haus lag an einem weiten, bewaldeten Abhang und hatte einen herrlichen Blick auf grüne Bergketten. Sofort ging uns ein Licht auf: Das hier war der Ort, an dem der Friedhof gelegen hatte, nicht das chaotische Stück Land, auf das die Grabsteine ausrangiert worden waren. Das Haus war über den ursprünglichen Gräbern errichtet worden, das spürten wir jetzt ganz deutlich.

Als Delores auf dem bewaldeten Abhang stand, hatte sie den starken Eindruck zu spüren, wie jemand erschossen oder erstochen wurde, während ich gleichzeitig über Schmerzen im Brustkorb klagte. Wir gelangten auf die Rückseite des Hauses und bemerkten, dass auf den inneren Sims von Joshs Schlafzimmerfenster ein Kruzifix gelegt worden war.

Dann gingen wir ins Haus hinein. Der gelbe Anstrich in der Küche wirkte heiter, aber Delores und Amy hatten beide das Gefühl, als würde ihnen die Kehle zugeschnürt, und nun spürte auch

Delores einen Druck auf dem Brustkorb. Sie spürte ihn wieder, als wir Joshs Schlafzimmer betraten.

Und dann machte es bei mir *klick:* Einige der auf den Grabsteinen Genannten waren an Tuberkulose gestorben, das heißt Lunge und Atemwege hatten dichtgemacht, so als würde man gewürgt. Josh hatte Leute an der Kehle gepackt.

Alles wurde glasklar – das, was Josh getan hatte, war nicht ein Akt brutaler körperlicher Gewalt gewesen, sondern eine *symbolische Kommunikation*. Auf dem Höhepunkt seiner Angst versuchte er den anderen die Empfindungen zu vermitteln, die ihm unsichtbar aufgedrückt wurden, die gleichen Empfindungen, die Delores und Amy jetzt hatten und artikulierten!

Wir führten unseren Rundgang zu Ende und gingen als Letztes in den Keller, wo ich es schwieriger fand zu atmen und »sah«, wie meine Nasenlöcher und mein Mund sich mit Erde füllten. Joshs Eltern hatten im Keller bereits gespürt, dass der Luftdruck drastisch absackte und ein kalter Wind wehte.

Während unserer gesamten Erkundung fragten wir einander: »Spürst du das?«, oder: »Kommt hier was für dich rüber?« An einer Stelle bemerkte ich, dass der Zeiger einer Wanduhr innehielt und nach einer Weile seine Bewegung wieder aufnahm. Trotzdem verlor die Uhr keine Zeit. Carolyn nahm den Camcorder allein mit ins Gästezimmer, legte sich ruhig auf das Bett und richtete das Objektiv schweigend auf eine Abstellkammer.

Eine Zeit lang funktionierte die Kamera nicht richtig; der Fokus verschwamm total, normalisierte sich dann aber wieder. Abgesehen davon passierte nichts Spektakuläres. Wir sahen uns Carolyns Video über das ganze Ereignis zweimal an und bemerkten nichts Außergewöhnliches. In Anbetracht der Vorarbeit war das eigentlich eher enttäuschend. Was war hier los? War das Video authentisch? Einwandfrei? Vier hochsensible Menschen hatten wenig oder nichts herausbekommen; wie war es möglich, dass sich in unserer Abwesenheit so viel von selbst erledigt hatte?

Wir beendeten den Abend, indem wir in Joshs Zimmer zurückkehrten und uns zu einem feierlichen Gebet noch einmal an den Händen fassten. Delores erkannte die Präsenzen an, forderte sie aber auf, andere Möglichkeiten zur Übermittlung ihrer Bedürfnisse zu finden, als Josh zu benutzen. Dann legte sie ihnen nahe, ins herrliche weiße Licht des Schöpfers hinüberzuwechseln.

Nachdem sie »Amen« gesagt hatte, sah sie mich an und bat mich, den Raum zu segnen. »Ich weiß nicht, wie das geht«, erwiderte ich überrascht. »Sag, was du sagen musst«, wies sie mich ruhig an. Ich brachte meine Gedanken und Gefühle vor und betete darum, dass Gott Josh beschützen und Schaden von ihm abwenden möge. Ich bat die Präsenzen, ihre Macht über Josh aufzugeben, und legte dar, er sei vor Erschöpfung schon ganz schmal geworden und es wäre weder gerecht noch redlich, ihm weiter Energie zu entziehen. Als ich mein Gebet beendete, weinte ich ziemlich und war optimistisch, dass es Josh besser gehen würde.

Es war geplant, dass Amy und ich uns früh am nächsten Morgen mit Josh, seinen Eltern und seinem Team im »Labor« treffen sollten, um die Empfehlungen durchzugehen, die ich ursprünglich geschrieben hatte, damit ihm die Eingewöhnung in sein neues Zuhause leichter fiel. In der Anpassungsphase und angesichts all dessen, was inzwischen geschehen war, mussten ein paar Dinge noch einmal durchgecheckt werden, und ich wollte allen dabei helfen, wieder aufs richtige Gleis zu kommen.

Als wir die Zufahrt hinauffuhren, klingelte Amys Handy. Es war Delores, die wichtige Neuigkeiten hatte. Nachdem wir uns getrennt hatten, waren sie und Carolyn nach Hause gefahren und hatten das Video für Delores Sohn Jerry (der ja ein Mitglied von Joshs Team war) abgespielt. Als die Kamera die Außenfenster des Hauses abscannte, sagte er: »Was war das?«, und bat Carolyn, den Film zurückzuspulen. Er hatte einen Lichtblitz von irgendetwas gesehen, wusste aber nicht genau von was.

Nachdem der Film zurückgespult worden war, ließ er ihn noch einmal vorlaufen, aber nicht in normaler Geschwindigkeit, sondern *Bild für Bild*. Und da war in einem der Fenster – wolkig grau und wie ein Schleier – das voll ausgeformte, vollständige Gesicht eines Mannes zu sehen, der offenbar einen Bart trug. Es war keine Spiegelung; im Vergleich zu der statischen Spiegelung von drei Ästen und Blättern auf der Glasscheibe daneben bewegte das Gesichtbild sich, es veränderte sich und schien sogar zu blinzeln. Die ganze Zeit über war mindestens eine Präsenz bei uns gewesen, und wir hatten sie noch nicht einmal bemerkt! Blieb dieses Phantom auf Distanz, weil es wusste, dass wir keine Angst hatten? Verhielt es sich unverdächtig, weil wir so gut geschützt waren oder weil es nicht wusste, was es mit uns anfangen sollte?

In diesem Augenblick bestätigte sich für mich eines: Wir alle sind einfach Menschen, egal in welcher Inkarnation. Und alle Menschen wollen sich mitteilen, gehört und geachtet werden. Die Präsenzen wollten nicht, dass wir Angst vor ihnen hatten, sondern verlangten nach unserem Mitgefühl. Vielleicht waren sie inaktiv oder schon seit der Erbauung des Hauses dort gewesen. Vielleicht hatten sie vorher einfach nicht die Gelegenheit gehabt, sich durch jemanden mitzuteilen, der so feinfühlig war wie Josh, und jetzt hatten sie die Chance ergriffen, gehört zu werden.

Amy, Delores und Carolyn wollten weitere Recherchen über das Anwesen und die verstorbenen Familien anstellen. Ich wollte Josh und seinem Team weiter als Berater zur Verfügung stehen und ihnen dabei helfen, Josh die innere Stärke zu vermitteln, sich gegen unerwünschte Botschaften von außen zu wehren. Es würde ein Prozess sein, der Zeit, Feingefühl und Geduld erforderte.

Als ich mich an diesem Morgen mit Josh traf, fragte ich ihn als Erstes, wie seine Nacht gewesen war. Er tippte: »Ich habe okay geschlafen. Ich liebe dich Bill.«

Auch für Josh habe ich einen Text über seine spezielle Begabung geschrieben, ähnlich denen auf den Seiten 78 und 95. Nach einem Monat schlief er jede Nacht gut. Er erzählte mir: »Geschichte hat mir geholfen keine Angst zu haben. Sie werden mir nichts tun. Danke Bill für dein Verständnis.«

Hier ist der Text, der Josh jeden Abend vorgelesen wurde:

Meine Gabe

Ich habe eine Gabe.

Ich kann Dinge sehen, hören oder spüren, die andere nicht sehen, hören oder spüren können. Wenn es passiert, kann es mir Angst machen oder mich verwirren, vor allem, wenn ich nicht damit gerechnet hatte.

Ich will versuchen, mich besser zu verstehen.

Ich will versuchen, mir klar zu machen, dass ich die Macht habe, meine Gabe zu steuern.

Ich will versuchen, so zu tun, als wäre sie ein Lichtschalter.

Wenn ich schlafen gehen möchte, schalte ich die Gabe ab wie eine Lampe.

Wenn ich von etwas geweckt werde, das mir Angst macht oder mich verwirrt, kann ich:

– mich daran erinnern, dass ich es wie eine Lampe abschalten kann, oder

– ich kann dem, was mir Angst macht oder mich verwirrt, sagen, es soll weggehen und mich in Ruhe lassen, oder

– ich kann ein Gebet sprechen und Gott um Schutz bitten.

Ich will versuchen, daran zu denken, dass Gott immer bei mir ist und mich vor Schaden bewahren wird.

Auch das Zusammensein mit meinem Team kann dafür sorgen, dass ich mich besser fühle.

Ich will nach besten Kräften versuchen, ruhig zu bleiben und niemandem etwas zu Leide zu tun, wenn etwas mich aufregt.

Mein Team wird mich daran erinnern, dass ich meine Gabe einfach an- und abschalten kann, vor allem vor dem Zubettgehen.

Ich habe die Macht, meine Gabe zu steuern.

Ich war zur richtigen Zeit am richtigen Ort gewesen, und Gott sei Dank konnte ich Josh, seinen Eltern und seinem Team gut dabei helfen, den wahren Antrieb für sein Verhalten zu erkennen. Ich bin auch dankbar, dass Josh eine Möglichkeit erhielt, seine Erlebnisse mitzuteilen, und man seinen Mitteilungen Glauben schenkte. Andernfalls wäre er vielleicht zu Unrecht in eine bestimmte Schublade gesteckt, unnötig mit antipsychotischen Medikamenten behandelt oder, noch schlimmer, körperlich in seiner Bewegungsfreiheit eingeschränkt worden, was alles nachteilig gewesen wäre und sein Selbstbild und seine Beziehungen zu den Menschen in seinem Leben beschädigt hätte. Es hätte garantiert eine Abwärtsspirale in Gang gesetzt, statt Josh an mehr Mobilität und Eigenverantwortung heranzuführen. Weil Josh auf den Kommunikationsmodus zurückgreifen darf, den er sich ausgesucht hat, hat er angefangen, mehr und mehr die gesprochene Sprache zu verwenden, besonders bei Menschen, denen er vertraut.

Übrigens entbehrte die Situation nicht einer gewissen Komik, und eine Fußnote möchte ich meinem Bericht über diesen ereignisreichen Ausflug noch hinzufügen.

Obwohl Joshs Lebensumstände extrem ernst und anstrengend waren, bekam mein erster Besuch bei ihm einen Drall ins Absurde, denn mir wurde ein launisches Willkommen und ein ebensolches Lebewohl geboten. Auf der Hinfahrt war der Ort, an dem ich gewöhnlich tanke, überfüllt, also fuhr ich etwas weiter zu einer anderen Tankstelle. Während ich das Benzin einlaufen ließ, scherte vor mir ein Lieferwagen ein, und groß und deutlich stand auf der Seite der Firmenname: GHOST FUSSBODENBELÄGE. Auf der Rückfahrt war ich in Gedanken an das versunken, was in den letzten zwei Tagen passiert war, und als ich zufällig aufblickte, glitt gerade eine SPIRIT-AUTOWASCHANLAGE an mir vorbei.

Ghost und Spirit – es hatte mit dem »Gespenst« begonnen und endete mit dem »Geist«.

8

Die Marienkäfergeschichte

Spirituelle Symbole finden sich oft an unscheinbaren Orten und stellen sich auf ganz und gar unerwartete Weise ein. Ähnlich wie Jay mit seinem seltenen Schmetterling im Kapitel »Spirituelle Beschützer« entdeckte auch ich, dass ein kleines Insekt Kommunikationslücken überbrücken kann, und zwar mit erstaunlichen Ergebnissen. In diesem Fall rettete es die Beziehung der Eltern eines Kindes und festigte den Familienverband.

Vor ein paar Jahren bemerkte ich im November, dass da und dort vereinzelt Marienkäfer auftauchten. Am dritten Tag hatte sich einer sogar in meine mit Fliegendraht gesicherte Veranda verirrt, und ich setzte ihn draußen wieder aus.

Weil ich inzwischen eine Antenne für symbolische Mitteilungen hatte, beschloss ich, mich weiter zu informieren, und führte eine kurze Internet-Recherche durch. Aus einer Laune heraus und ohne große Erwartung an die Ergebnisse tippte ich »Marienkäfer« und »Symbolik« – und entdeckte schnell, dass der Marienkäfer im indianischen Schamanismus mit Spiritualität assoziiert wird. Weil er ein so kurzes Leben hat, lehrt er uns, Ängste loszulassen, dem Großen Geist zu vertrauen und das Leben zu genießen. Im Hinblick auf meine anhaltende Suche lautete die Botschaft, Gott – und in der Folge auch mir selbst – zu vertrauen. Ich interpretierte es so, dass das Auftauchen des Marienkäfers die Botschaft enthielt, unerschütterlich an die Höhere Macht zu glauben.

Zusätzliche Bestätigungen kamen im weiteren Verlauf der Woche. Ich erhielt verschiedene E-Mails von Teilnehmern eines Workshops, die besonders wohlwollend und schmeichelhaft waren. Alle waren sehr kurz und standen im Einklang mit der Marienkäfer-Botschaft, die Dinge positiv zu sehen und zu *vertrauen*. Seitdem zeigt sich bis heute jedes Mal, wenn ich ängstlicher oder gestresster bin als normal oder einfach eine Erinnerung brauche, dass ich auf dem richtigen Weg bin, ein einzelner Marienkäfer, um mir zu sagen, ich solle in die Ruhe zurückfinden und vertrauen.

Einmal, Mitte März 2005, hatte ich gerade eine eintägige Autismuspräsentation in Columbus/Ohio formal abgeschlossen und bat nun die Teilnehmer, anschließend noch zu meiner Autismus-und-Spiritualität-Diskussion zu bleiben. Ich beendete diese Diskussion mit der Marienkäfergeschichte, und gleich darauf bemerkten die Freunde, die mich beherbergten, mehrere Marienkäfer auf dem Kronleuchter vor dem Auditorium, in dem die Veranstaltung stattfand. Aber damals klamüserte ich das alles erst mühsam auseinander, und es dauerte noch exakt zwei Wochen, bis mir die Kraft der Marienkäfer-Symbolik und ihre weitreichende, nicht nur mich betreffende Tragweite vollends bewusst wurde.

Ich wollte in der Thanksgiving-Woche für ein paar Tage die Stadt verlassen und in Begleitung meines lokalen Kontaktmannes Craig meine monatlichen Konsultationen im Umland durchführen. Aber als ich bei Craig ankam, erfuhr ich, dass es für den letzten Tag am Morgen eine Absage gegeben hatte, die Beratung am Abend hingegen stattfinden sollte.

Nun, wenn ich eines nicht ausstehen kann, dann ist das Verschwendung – vor allem von Zeit. Weil ich in dieser sehr ländlichen Gegend weder einen ganzen Tag Leerlauf haben noch eine weitere Nacht bleiben wollte, fragte ich Craig, ob er den Abendtermin nicht auf den leeren Vormittagsplatz verlegen oder ihn bis zu meinem nächsten Besuch Mitte Januar verschieben könnte. Doch eine Verlegung des Termins war nicht möglich, und die Familie wollte mich unbedingt auf dieser Rundreise sprechen, wie sie Craig versicherte. (Er hatte sich kurz vorher mit der Mutter getroffen. Aufgrund ihrer Schilderungen vermutete er, dass das Asperger-Syndrom nicht nur für die Tochter, sondern auch für den Vater eine gewisse Bedeutung haben könnte.)

Veränderungen sind für viele Menschen schwierig, besonders aber für solche im Autismusspektrum. Ich war von der ganzen Situation leicht genervt, fügte mich aber widerwillig und war vor der Konsultation bereit, mit dem gleichen Respekt in sie hineinzugehen wie in jede andere; alles andere wäre unprofessionell und unwürdig gewesen. Wie gewöhnlich betete ich vor dem Treffen und bat darum, der Schöpfer möge mich zu Seinem übergeordneten Wohl einsetzen. Ironischerweise fuhren wir an diesem Abend ausgerechnet in eine Stadt namens Normal!

Die Fahrt zum Haus der Familie dauerte gut vierzig Minuten und führte unter einem sich verfinsternden Himmel über kurvenreiche Landstraßen, die kein Ende zu nehmen schienen. Je länger Craig durch diese Einöde fuhr, desto mehr bedauerte ich im Stillen, in die Fahrt eingewilligt zu haben. Um dem Ganzen die Krone aufzusetzen, fing es nach der Hälfte der Strecke auch noch an zu schneien. Schwierig. Schließlich bogen wir in eine lange, schlammige Auffahrt ein, die zu einem alten weißen Gehöft führte.

Drinnen entspannte ich mich ein bisschen. Dank eines knisternden Feuers im offenen Kamin des Wohnzimmers war das Haus warm und gastlich. Ich wurde zwei Familientherapeutinnen vorgestellt, außerdem Jacob und Rachael, dem Ehepaar, und Amber, der vierjährigen Tochter des Paars, dem zweiten seiner drei Kinder. Sobald die Anspannung von mir abgefallen war, wurde die Atmosphäre gemütlich und angenehm. Außer mehreren gerahmten Familienfotos hing ein Christus-Porträt an der Wand.

Nach den üblichen Formalitäten setzte ich mich auf die nahe Klavierbank und begann mit der Beratung, indem ich eine Reihe von Standardfragen stellte, deren Antworten ich sorgfältig in mein gelbes Buch eintrug. Unmittelbar nachdem ich angefangen hatte, bemerkte ich, wie auf meiner Schreibunterlage eine kleine ovale Gestalt landete. Es war ein Marienkäfer.

Ich sagte nichts und verscheuchte ihn unauffällig. Innerlich beschloss ich – und hielt mich dabei für sehr intelligent –, dass es auf jeden Fall ein »Zeichen Gottes« wäre, wenn zwei weitere sich zeigen würden. Und tatsächlich tauchte bald ein zweiter auf. Dann spürte ich einen weiteren auf meinem Rücken. Dann noch einen auf meinem Arm, und viele andere folgten! Im Nu wurde deutlich, dass eine kleine Käferarmee scheinbar aus dem Nichts still auf mich herabregnete. Die vor mir sitzende Gruppe riss Mund und Augen auf; und obwohl ich die Marienkäfersymbolik bereits kannte, staunte ich über die Synchronizität des Ganzen.

Momentan abgelenkt, setzte ich einen der Käfer auf meine Fingerspitze. Verlegen brachte Rachael eine hastige Entschuldigung vor, die mir erlaubte, dem Team zu erklären, was ich schon wusste: »Weil das Leben des Marienkäfers so kurz ist, lehrt er uns, unsere Frustrationen loszulassen und zu vertrauen.« Die restlichen Fragen arbeiteten wir ohne weiteren Zwischenfall ab, aber innerlich war ich vor Aufregung am Beben.

Amber ist ein körperlich sehr schönes Kind mit dunklen, wissenden Augen. Als ich mehr über sie erfuhr, begriff ich, dass sie eine alte Seele war, deren Weisheit und Begabung ihrem physischen Alter weit voraus waren. Rachael schrieb später:

> Auf die Frage nach ihrem Herzenswunsch erwiderte Amber: »Ich wäre gern eine Prinzessin. Jeder würde mich mögen und nett zu mir sein, obwohl ich anders bin. Ich könnte die Regeln machen, sodass ich nicht Sachen machen müsste, die ich nicht kann. Sie müssten sie tun.« Ein anderes Mal antwortete sie auf meine Frage, was sie sich wünsche: »Dass jeder so liebt wie Jesus.« Sie hat mir auch mitgeteilt, dass sie mit Musik und Kunst zu tun haben will, wenn sie größer ist. Jeden Tag verblüfft sie mich mehr mit ihrem Blick auf die Welt und sich selbst. Bei vielen Gelegenheiten hat sie mir gesagt, dass ich sie nicht verstehe.

Sind das für eine Vierjährige nicht beeindruckende und ergreifende Bemerkungen?

Amber kommuniziert intensiv mit der Natur und sammelt draußen herabgefallene Blätter. Bei unserer ersten Begegnung erzählte sie mir, wie sie sich um ihr Pferd Lucky gekümmert hatte, als es am Bein verletzt gewesen war; mit akribischer Sorgfalt wechselte sie jeden Morgen vor dem Kindergarten seinen Verband. Rachael forderte Amber dann auf, ein Foto zu holen, auf dem Amber auf Lucky saß; es war mit einem Buchstabenmagneten am Kühlschrank befestigt. Brav brachte Amber mir das Foto. Auf dem Bild sitzt Amber wie angeschweißt auf Lucky, während das Pferd auf den Betrachter zugaloppiert. Aber am unteren Rand der Momentaufnahme sind weiße, durchscheinende Lichter zu sehen, wie gestrichelte Linien, auf beiden Seiten des Pferds.

Ich fragte laut: »Was ist das?«, und zeigte dabei auf die weißen Striche. Rachael meinte leichthin, das Blitzlicht hätte nicht richtig funktioniert. Sie hätten oft Schwierigkeiten, gute Fotos von Amber zu machen. Ich indes dachte an Kyles Erlebnis in Gettysburg und sagte ihr, ich wäre sehr daran interessiert, in der Beratungspause weitere solcher Fotos zu sehen.

In der Pause traf ich mich mit Rachael in der Küche, wo sie auf der Suche nach weiteren Beispielen Fotoalben durchblätterte. Das Pferdefoto lag auf dem Tisch, und während ich es in die Hand nahm, flüsterte ich: »Du weißt nicht, was das ist, du weißt nicht, was das ist.« Sie hielt inne und erwiderte dann vorsichtig: »Ich weiß, was es ist ... aber Sie sollen es mir sagen.« Ich ging das Risiko ein. »Es ist die Geistwelt um sie herum«, bestätigte ich. »Hat sie einen Großvater oder eine Großmutter, die verstorben sind?« Rachael vertraute mir an, dass ihr Vater gestorben war, bevor sie Amber empfing. Aber vor seinem Tod hatte er Rachael noch gesagt, dass sie wissen würde, dass er es in den Himmel geschafft hätte, wenn ihr nächstes Kind ein Mädchen war.

Nachdem es nun dieses Band zwischen uns gab, gestanden wir uns gemeinsam ein, dass ihr Vater wahrscheinlich ein spiritueller Beschützer von Amber war.

Rachael gab ihre Zurückhaltung weiter auf und erklärte, dass die geheimnisvollen weißen Striche *regelmäßig* auf Fotos von Amber auftauchten. Sogar professionelle Fotografen weigerten sich, der Familie solche »mangelhaften« Fotos zu verkaufen und bekamen keine klare Aufnahme hin.

Ich folgte Amber und Rachael dann nach oben, wo Amber mir stolz ihr rüschiges rosa Schlafzimmer zeigte, das voller Barbie-Puppen war. An einer Wand hing ein weiteres Porträt von Jesus, das Amber unbedingt an der Stelle haben wollte. Als ich mich umsah, erzählte Rachael mir, dass Amber oft mitten in der Nacht wach wurde, um den Jungen, »der auf dem Dachboden wohnt«, mit mitternächtlichen Teeparties in ihrem Zimmer zu unterhalten. Wenn Rachael morgens nach ihr sah, fand sie einen für zwei Personen gedeckten Miniaturtisch vor. Amber hatte ihrer Mutter gesagt, der »Junge« wäre so groß wie Rachael (die nicht klein ist). Fasziniert und ein bisschen aus der Bahn geworfen hatte Rachael begonnen, die frühere Geschichte des Hauses und der Farm zu recherchieren. Bei ihren Nachforschungen fand sie schließlich heraus, dass dort einmal ein Mann gelebt hatte, der intellektuell behindert war und als »kindlich« eingestuft wurde.

Ich äußerte meine Besorgnis, denn ich fragte mich, ob dieser Geist sich wohl von seinen irdischen Bindungen gelöst hatte. Rachael, die sich mit alledem schon auskannte, sagte mir, sie hätten einen erfolgreichen Ablösungsprozess unternommen, und die frühmorgendlichen Teeparties hätten aufgehört.

Gegen Ende des Treffens wandte sich das Gespräch von Amber ihrem Vater Jacob zu. Jacob ist ein großer, kräftiger Mann mit einem sehr schönen, christus-ähnlichen Gesicht samt Adlernase, freundlichen blauen Augen, blonden Locken und Bart. Er hat zu Amber eine besondere Verbindung, und ihre Geburtstagsdaten liegen einen Tag auseinander. Anscheinend hatten Craig und ich Jacob schon einmal vor einem Jahr in einem Wartezimmer gesehen. Sobald Jacob uns daran erinnerte, konnte ich mir die Bilder mit einer gewissen Klarheit ins Gedächtnis rufen.

Jacob hatte sich wegen seiner gefühlten Andersartigkeit jahrelang selbst gehasst. Sein Kampf belastete seine achtzehnjährige Beziehung zu Rachael sehr. Erst vor drei Wochen hatte Rachael ihm Informationen über Ambers Asperger-Syndrom gegeben. Durch die Lektüre hatte Jacob endlich begonnen, sein eigenes Erleben zu verstehen. Die Kriterien für das Asperger-Syndrom galten auch für ihn, und er sprach sehr offen darüber und gestand sie ein.

Jacob und ich fingen an, uns Geschichten zu erzählen und nahezu identische Anekdoten über unser Asperger-Syndrom auszutauschen. Unsere Verwandtschaft war mit Händen zu greifen: Wir weinten und lächelten und nickten unisono, als wir uns gegenseitig bestätigten und sich immer mehr Parallelen auftaten. Ich hatte das Gefühl, als wäre Jacob mein Zwillingsbruder.

Rachael konnte jetzt auch ihre eigenen Unzulänglichkeiten in der Ehe zugeben, die darauf beruhten, dass sie Jacob nicht verstanden hatte. Und dann ließ sie eine Bombe platzen. Sie hatte Jacob bereits darum gebeten, dass er am 1. Januar auszog. Anschließend hatte sie die Scheidung einreichen wollen. *Nur wegen der geplanten Beratung mit mir hatten sie sich nicht schon früher getrennt.* (Sie erinnern sich: Ich hatte dieses Treffen zwei weitere Monate verschieben wollen!) Rachael zog nun vor allen Anwesenden ihr Ultimatum zurück, und die Ehe war gerettet. Ich bat die beiden, sich während dieses Lernprozesses gegenseitig zu unterstützen. Seitdem ist ihre Liebe nur noch stärker geworden.

Diese Begegnung war ein wundervolles Beispiel dafür, wie schön die Hand Gottes uns alle führt. Sie war kein Zufall gewesen, sondern Vorsehung. Letztlich hatten Craig und ich den Termin nicht wegen Amber, sondern wegen Jacob einhalten sollen. Und das Auftauchen der Marienkäfer, die ein Symbol dafür waren, Ängste loszulassen und Vertrauen zu lernen, war kein Zeichen für mich gewesen, sondern für diese Familie.

Als wir auseinandergingen, bemerkte eine der Therapeutinnen, es wäre das erste Mal gewesen, dass sie Jacob lächeln gesehen hätte. Auf der Rückfahrt dankte ich dem Schöpfer im Stillen für dieses vollkommene Beispiel des Welleneffekts.

Zufällig erfuhr ich sehr viel später, dass die Familie vor diesem Abend monatelang keinen Marienkäfer im Haus gesehen hatte. Dagegen hatten sie sich, bevor Ambers Schlafzimmer in einen anderen Raum verlegt wurde, in solchen Massen gezeigt, dass sie nur mit dem Kehrblech weggeschaufelt werden konnten. Jetzt tauchen maximal zwei im Jahr in diesem Raum auf.

An jenem Abend war mir unter den typischen Mädchenspielsachen und Barbie-Puppen in Ambers Zimmer übrigens noch etwas Besonderes aufgefallen. Auf dem Kopfbrett ihres Bettes hatte, schön ordentlich zum Schlafen hingebettet, eine als Marienkäfer angezogene Babypuppe gelegen.

9

Der Kreis schliesst sich

Die größte Bestätigung meiner Überlegungen und persönlichen Erfahrungen zum Thema »Autismus und die Verbundenheit mit Gott« erfuhr ich durch eine Gruppe wunderbarer, liebevoller Menschen, die sich The Nightingales (»Die Nachtigallen«) nennen. Es handelt sich um eine monatliche Zusammenkunft von Menschen mit anderer Seinsweise, darunter vielen mit Autismus, aus ganz Pennsylvania und den angrenzenden Staaten. Auch diejenigen unter ihnen, die nicht offiziell die Diagnose Autismus erhalten haben, kennen sich gut genug mit Autismus aus, um von Forschern und Behördenvertretern konsultiert zu werden, die ihr Erleben besser verstehen wollen.

Den Vorsitz bei den Nightingales hatte damals mein lieber Freund Mark inne. Momentan sind die Nightingales noch eine kleine Gruppe, im Allgemeinen nicht mehr als ein Dutzend Personen, die von Familienangehörigen oder Betreuern begleitet werden. Aber für Menschen mit ähnlichen Erfahrungen stellen sie eine wertvolle Gelegenheit dar, sich austauschen.

Alle verwenden alternative Kommunikationsmethoden einschließlich der Gestützten Kommunikation. Jedes Mitglied bringt zu den Treffen seine Kommunikationsvorrichtung mit – das kann eine einfache Papiertastatur oder ein elektronisches Textverarbeitungssystem sein. Viele »Nachtigallen« sprechen nicht oder verwenden eine lautmalerische Sprache. Einige sprechen, aber wie so viele andere drücken sie sich am geschicktesten schriftlich aus. Jeder von ihnen hat seine ganz persönlichen, auf Missverständnissen beruhenden Diskriminierungs- und Ausgrenzungserfahrungen. Weil sie nicht sprechen oder fließend kommunizieren, hat man ihnen das Klischee verpasst, sie hätten kein Bewusstein und könnten nicht denken, entscheiden und lernen.

In ihrer Literatur beschreiben die Nightingales sich als Menschen mit verschiedenen Andersartigkeiten, denen es schwerfällt, den meisten Aktivitäten selbstständig nachzugehen – Aktivitäten, über die »normale« Menschen nicht einmal nachdenken müssen. Es handelt sich durchweg um fähige Menschen, die unterschiedlich viel Hilfe brauchen, um grundlegende Dinge des Lebens zu erledigen. Trotzdem träumen, wünschen und hoffen sie auf ein erfüllenderes, selbstständiges Leben in Würde.

Im Moment sind sie dabei, sich als Gruppe Ziele und Aktivitäten zu setzen. Sie engagieren sich für die Idee, sprechende Menschen an eine sensiblere Interaktion mit Menschen, die in der Stille leben, heranzuführen. Als Sprachrohr für diejenigen, die lächerlich gemacht, missverstanden und unzureichend ausgebildet wurden, genießen sie bei Fachleuten, Familien und sonstigen Personen mit anderer Seinsweise wachsenden Respekt.

Alle Nightingales wollen verantwortliche Mitglieder der Gesellschaft sein. Viele unternehmen nun endlich Schritte, um im Leben selbst zurechtzukommen, indem sie reguläre Schulen und Hochschulen besuchen, einen Arbeitsplatz finden und ihn behalten und andere Lebensentscheidungen treffen. Sie kommen als Gruppe zusammen, um ihre gerade entdeckte Stimme zu stärken, sich gegenseitig moralisch aufzubauen und zu unterstützen und der Welt deutlich zu machen, dass alle Menschen das Recht auf eine Kommunikation haben, die für sie praktikabel ist.

Die Nightingales trafen sich anfangs einmal im Monat an einem Ort, der von meiner Wohnung nur eine halbe Autostunde entfernt war. Dadurch konnte ich der Gruppe meine aktive Unterstützung anbieten. Ich fing an, die Treffen zu besuchen, und bald wurde ich zum Koordinator der Zusammenkünfte bestellt.

Per E-Mail nahm ich Verbindung mit Mark auf und fragte, ob ich der Tagesordnung für den Januar 2003 mein Interesse an der Erforschung des Themas »Autismus und Spiritualität« hinzufügen dürfe. Als überragender Diplomat leitete Mark meine Anfrage an alle weiter, die auf seiner E-Mail-Adressenliste standen und die sehr viel umfangreicher als die Zahl der tatsächlichen Teilnehmer ist. Daraufhin bekam er das größte Echo, das er je gehabt hatte, und die überwältigende Mehrheit zeigte großes Interesse.

Am Sonntag des Treffens war die Beteiligung erstaunlich. Es waren mehr als doppelt so viele Personen anwesend wie sonst, sodass wir in dem Gemeindezentrum, in dem die Begegnungen stattfinden, in einen größeren Raum umziehen mussten.

Das Treffen begann wie üblich damit, dass die Nightingales ihre Grüße aneinander tippten und ihre Vereinsangelegenheiten regelten. Ihre schriftlichen Äußerungen wurden laut vorgelesen, damit auch alle Begleitpersonen sie hören konnten. Dann bat Mark mich, über meinen Tagesordnungspunkt zu sprechen.

Ich war nicht so richtig darauf vorbereitet, über meine gegenwärtige Studie zu sprechen. Eigentlich hatte ich erwartet, dass wir uns nur darauf einigen würden, das Thema zum Gegenstand eines künftigen Treffens zu machen. Aber die Nightingales drängten mich, indem sie sagten: »Wir wollen etwas darüber von jemandem hören, der weiß, wie es uns geht« und »Ich wünsche mir das so sehr« und »Wir wissen, dass das genau unser Denken wiedergibt« und »Für uns ist das ganz real«. Ich fand mich schließlich damit ab, ihnen alles mitzuteilen, was ich als Ergebnis meines erneuerten spirituellen Bewusstseins und meiner reichen Erfahrungen gelernt hatte, darunter auch das, was ich hier geschildert habe.

Ich fing damit an, dass ich langsam, aber ganz offen sprach und meine Worte sorgfältig abwog. Ich sprach über meine Überzeugung, dass unsere Seelen auf einer Erziehungsreise zur spirituellen Vollkommenheit sind. Zu den am weitesten fortgeschrittenen Seelen zählen diejenigen, die sich möglicherweise als Personen mit »vermeintlich« starken Behinderungen inkarnieren.

Alle waren still, und so fuhr ich fort. Ich sprach von meiner Überzeugung, dass Engel und spirituelle Beschützer solche Menschen sorgsam behüten. Ich schloss damit, dass ich die Intensität meiner kürzlich erfolgten spirituellen Entwicklung beschrieb, und erzählte die »Marienkäfergeschichte«. Dann hielt ich inne, denn ich war fertig mit dem, was ich hatte sagen wollen. Es herrschte Schweigen. Aber dann brachen die Dämme, und die Nightingales fingen einer nach dem anderen an, sich mit ihren erstaunlichen Bestätigungen in das Thema einzuklinken.

Mehrere Personen stimmten meiner Meinung über Seelen zu. Sie erklärten, ich würde sie besser verstehen als die meisten anderen und hätte die Wahrheit gesagt. Mir wurde gesagt: »Sie sind ein Segen« und »Nicht jeder kann es nachvollziehen«. Eine junge Frau meinte: »Ich kenne Leute, die damit nicht umgehen könnten, aber deshalb darf die Wahrheit doch nicht aus unseren Gesprächen herausgehalten werden.« Jemand gab zu: »Gestraft mit Begabungen, die die Leute nicht verstehen, tun wir so, als wären wir fast normal.« Eine Frau sagte: »Wir sind gefordert, aber wir sind auch gesegnet.« Eine andere junge Frau, die rechts von mir saß, tippte kurz und knapp: »Ich unterrichte das Lieben. Ich habe mir mein Leben ausgesucht … Ich bin eine alte Seele, die dem Himmel näher ist. Das war ich schon immer. Ich liebe mein Leben … Ich möchte meine Begabungen an alle weitergeben.«

Andere gaben preis, dass ihre spirituellen Beschützer Großeltern sind, die ihnen besonders nahestanden. »Geister umgeben uns … Sie leiten uns an und beschützen uns«, sagte Mark. Ein Mann versicherte allen, dass ihm immer wieder sein Großvater erscheint, um ihn in seiner Lebensaufgabe zu bestärken. »Ich habe Opa sehr oft gesehen, wenn ich das Gefühl hatte, nicht mehr weiterzukönnen. Er hat mir gesagt, dass ich weitermachen kann und weitermachen soll, weil ich noch eine Aufgabe zu erfüllen habe, bevor ich ihn wiedersehe.« Eine andere Frau sagte mir, ihr Großvater wäre »immer für sie da«, und ihre Spiritualität würde ihr »buchstäblich helfen, durch den Tag zu kommen und weiterzuleben. Sie gibt mir die Kraft, das zu akzeptieren, was vor mir liegt«.

Auch das Thema Engel wurde mir bestätigt, denn einige Nightingales sprachen darüber, wie viele Engel jeder von ihnen hätte und wann sie ihnen erschienen. Ein Mann sagte: »Engel begegnen mir immer wieder auf meinem Weg.« Ein anderer Mann erklärte, dass ein Engel »einmal dafür sorgte, dass ich unversehrt blieb, als ich in Gefahr war … Trotzdem bin ich nicht sicher, ob mir damals meine Großmutter oder ein Engel geholfen hat«. Eine junge Frau sagte, sie würde jeden Tag mit Engeln reden.

Viele Familienangehörige waren zu Tränen gerührt, als sie – zum allerersten Mal – von diesen göttlichen Erlebnissen erfuhren. Mark schrieb, er hätte nachher geträumt, ich hätte allen Nightingales Rosen geschenkt. Das Geheimnis des Autismus wurde an diesem Sonntagnachmittag vom Fleck weg bestätigt.

Diese Nightingales-Konferenz überzeugte mich davon, dass Menschen mit Autismus nicht einfach in die Welt geworfen werden, um sich allein durchzuschlagen, ohne jenen wohlmeinenden Schutz, der uns allen zur Verfügung steht, für die meisten aber unsichtbar ist. Menschen mit anderer Seinsweise sind nicht nur unsere Lehrer und hier auf dieser Welt, um uns zu Mitgefühl, Sensibilität und bedingungsloser Liebe anzuleiten. Sie könnten zu unseren größten spirituellen Beratern und mutigsten Visionären gehören, wenn wir sie nur mit Hochachtung betrachten würden. Zumindest können wir von ihrer Geduld, ihrer Versöhnlichkeit, ihrer Widerstandskraft und ihrem Einfallsreichtum viel über den wünschenswerten zwischenmenschlichen Umgang lernen.

In kurzer Zeit hatten die Nightingales meine Beweggründe für die Abfassung dieses Buches und meine Ergebnisse klar herausgearbeitet. Für ihre Aufrichtigkeit bin ich ihnen zu großem Dank verpflichtet. Sie waren bedingungslose Berater in einem Forum, in dem Liebe, Akzeptanz und Anteilnahme herrschten.

Durch ihre Weisheit und ihr angeborenens Wissen unterstützten sie meine Mission ganz wundervoll und bestätigten, was für mich bis dahin reine Spekulation gewesen war. Damals erkannte ich, dass wir gemeinsam die Macht haben, die Welt zu verändern, wenn wir uns nur mit anderen zusammenschließen, die genauso demonstrativ altruistisch sind. Aber mir wurde auch klar, dass diese freudige Erregung einen Dämpfer erhalten würde, und zwar angesichts der misslichen Lage jener Menschen mit Autismus, die ihre Spiritualität bewusst zurückweisen. Sie verharren weiter im Gefängnis einer Existenz, die ihnen als hoffnungslos und entsetzlich erscheint, weil ihre Bitten nicht beantwortet werden.

Clark, der vierzehnjährige Sohn von Janet, kämpft zwischen Asperger-Syndrom, Angst und Depression um sein Gleichgewicht. Aus Bonita in Kalifornien schrieb Janet mir: »Clark ging es sein ganzes Leben lang emotional sehr schlecht, und einen liebevollen Gott kann er mit seinen Erfahrungen einfach nicht in Einklang bringen. Einmal äußerte er: ›Wie kann es einen Gott geben, der jemanden wie mich dermaßen leiden lässt?‹« In Anbetracht meiner eigenen Geschichte kann ich Clarks wehmütige Klage durchaus verstehen. Wie kann von uns erwartet werden, dass wir uns mit unserem Leben anfreunden, wenn wir so hart daran arbeiten müssen, einfach nur zu *sein* statt zu *werden?* Der Fachmann für Spiritualität und Autor Pater Thomas Keating schrieb: »Die größte Leistung im Leben besteht darin, der zu sein, der man ist, und das bedeutet, der zu sein, den Gott wollte, als er einen erschuf.«

Ich vertraue darauf, dass Clark genauso wie ich irgendwann erkennt, dass jeder für sich selbst herausfinden muss, wie er über sich hinausgehen und in dem ihm gemäßen Tempo inneren Frieden finden kann. Unsere seelische Qual wird uns nicht von einem Schöpfer aufgebrummt, sondern von den Einstellungen und Sitten der Menschen, die dem autistischen Erleben noch nicht den Respekt, die Wertschätzung und das Verständnis entgegenbringen, die sie ihm schulden. Vielleicht werden wir eines baldigen Tages eine Bewegung starten, die Menschen mit anderer Seinsweise von einer Position aus unterstützt, die zeigt, dass wir *wirklich* zugehört haben. Wäre das nicht ein großartiges Ziel?

Es wäre der herrlichste Welleneffekt überhaupt.

Die Heimkehr

Im vergangenen Jahr nahm ich die Einladung eines Freundes zu einem Gottesdienst am Samstagabend an. Obwohl wir früh da waren, war die Kirche bereits voll von Gemeindemitgliedern, die eintraten, ruhig Platz nahmen und vor der Messe in stiller Besinnung verharrten. Ich konnte an den Fingern einer Hand abzählen, wie oft ich seit meiner Kindheit in einer solchen Umgebung gewesen war. Mein Freund verstand meinen Wunsch, so unauffällig wie möglich zu bleiben, und führte mich zu einer diskreten Kirchenbank an der hinteren Wand des Gebäudes.

Als der Gottesdienst begann, bemerkte ich um uns herum einige sehr kleine Kinder, alle mit leuchtenden Augen und aufgeweckten, offenen Gesichtern. Irgendwo begann ein archaischer Filmprojektor zu rattern und zu knattern, und vor mir flimmerten die Haupttitel eines verblichenen 8-mm-Amateurfilms vorbei.

Mutter (in gedämpftem Flüsterton):
»Ich weiß nicht, was Billy hat. Seit fast zehn Minuten starrt er jetzt auf dieses Fenster und hört nicht auf zu weinen.«
Vater (ebenfalls flüsternd):
»Die Leute fühlen sich schon gestört. Komm, wir holen ihn dort weg und gehen.«

Als die Bilder vor meinen Augen sich auflösten, weinte ich über die Erinnerung; der feierliche Grund für mein damaliges Weinen war immer noch ein Geheimnis. Als meine Augen wieder klar waren, sah ich zu meinem Freund hinüber und dann nach oben zu dem farbigen Kirchenfenster, das unserer Bank am nächsten war. Perplex schnappte ich kurz nach Luft und lächelte dann still in mich hinein: Es war die Kreuzigung – die gleiche Szene, wegen der ich vor fünfunddreißig Jahren geweint hatte.

Jetzt wusste ich, dass ich zu Hause angekommen war.

Das Ende der Reise

Ich möchte das vorliegende Buch mit ein paar letzten Überlegungen schließen. Meine Dankbarkeit gilt denen, die mir bis hierher gefolgt sind. Diese Reise war auch für mich eine Zeit des Lernens. Nachdem die psychologische Seite des Ganzen sich durch meine Träume konkretisiert hatte, präsentierte ich meine Gedanken vor einer immer akademischeren Zuhörerschaft: in speziellen Einrichtungen, an Grundschulen, an der Highschool, am College – und vor kurzem hatte ich sogar einen eigenen Unterrichtsraum!

Die Verschmelzung von Autismus und Spiritualität mag einige von Ihnen irritiert haben; im Hinblick auf den Glauben und die

Aufgeschlossenheit für Neues hat jeder von uns seinen eigenen Schwellenwert, bis zu dem er sich wohl fühlt. Denken Sie daran, dass meine Überzeugung nur eins der Prismen ist, durch die das autistische Erleben sich betrachten lässt – eins, das Sie vielleicht nicht anwenden wollen. Für diejenigen dagegen, die in dieser Hinsicht schon eine gewisse Vorbildung haben, waren das alles Grundkenntnisse – Spirituelle Kompetenz Einführungskurs.

Ich bin zufrieden, wenn dieses Buch Menschen mit anderer Seinsweise, ihren Familien und Betreuern überzeugende Bestätigungen an die Hand gegeben hat. Wenn Sie noch nicht genau wissen, was Sie mit dem Ganzen anfangen sollen, dann behalten Sie einfach das, was Ihnen plausibel erscheint, und lassen Sie den Rest beiseite … Sie können jederzeit darauf zurückkommen.

Bitte nehmen Sie aus diesem Buch zumindest den Gedanken mit, *dass Sie immer Intelligenz voraussetzen und dass die drei Wunder einen wirkungsvollen Weg der Chance bieten*. So wird eine echte Veränderung möglich; ohne diesen grundlegenden Ansatz säen wir möglicherweise die Saat der Verbitterung.

Ich und andere Vertreter in eigener Sache verfechten diese positiven Prinzipien schon seit Jahren, aber es ist doch sehr erfreulich zu erfahren, dass – gerade als dieses Buch [die amerikanische Erstausgabe] in Druck geht – der Wert respektvoller, wechselseitiger Beziehungen zu nahestehenden Menschen mit Autismus auch wissenschaftlich erforscht wird, und zwar an der Temple University in Philadelphia, dem Center on Intervention for Children and Families an der Case Western Reserve University in Cleveland und am Connections Center for Family and Personal Development in Houston. Ich hoffe, das diese Forschungen die hier vorgestellten Grundsätze weiter bestätigen werden.

Schließlich ist es nur recht und billig, dass ein Mensch mit Autismus in diesem Buch das letzte Wort hat. Hier also die ehrlichen, aufschlussreichen und tiefgründigen Bemerkungen von Michael, einem jungen, fünfzehnjährigen Freund und gesegneten Boten, dessen Zielsetzung immer zutiefst spirituell war.

Michaels heroische, strahlende Aussage spricht von der wahren Bedeutung des Autismus, so wie er sie sieht:

Ich bin Autist. Das ist das Erste, was Sie über mich wissen müssen. Ich bin außerdem ein Bote Gottes. Alle Behinderten sind Boten Gottes. Wir sind hier, um den Leuten zu helfen, ihre Seelen wiederzufinden. Das funktioniert wie folgt:

Es ist ein Prozess der Liebe. Wenn Sie einem Behinderten helfen, tun Sie das, ohne etwas zurückzuerwarten. Es wird zu einer altruistischen Handlung. Altruismus ist die reine Form der Liebe. Liebe ist der Schlüssel zur Seele. Gott spricht zu uns durch unsere Seelen, aber wir müssen für die Botschaft offen sein. Hören ist eine wundervolle Empfindung – keine Worte, sondern Gefühl. Wenn Sie wissen wollen, ob etwas richtig ist, fragen Sie sich, wie es sich emotional anfühlt, nicht, wie es sich körperlich anfühlt. Ein körperliches Vergnügen ist nur etwas Weltliches. Empfinden wir ein Gefühl, so wurzelt das in der Ewigkeit. Das ist die Energie, aus der wir bestehen.

Sicher ist Ihnen dieses Schreiben in die Hände gefallen, weil Sie etwas über Autismus erfahren wollen. Das ist ein ehrenwertes Ziel, und ich will versuchen, Ihnen dabei zu helfen. Aber verstehen Sie auch, dass es nicht Gottes Absicht ist, mich das hier schreiben zu lassen. Es ist eine schwierige Aufgabe, über beide Absichten gleichermaßen zu berichten, aber ich will es versuchen. Wenn Sie Ihr Kind anschließend als Autisten und als geistiges Wesen besser verstehen, war ich erfolgreich.

Autismus ist eine von Gott gegebene Aufgabe, eine engelhafte Chance für die menschliche Seele. Für mich ist sie ein Segen und ein Fluch gleichermaßen. Fähig zu sein, zu Gott zu sprechen, obwohl man ein körperliches Leben auf der Erde führt, ist ein echtes Geschenk. Meine Fragen nach dem Grund aller Dinge werden in der Gegenwart beantwortet, ich muss nicht erst auf meinen Tod warten. Wie ich wegen meiner ständigen Verbundenheit als Person bin, das ist ein Fluch und ein Segen; ein Segen, weil mir diese Aufgabe übertragen wurde, ein Fluch, weil ich sie in der Realität leben muss. Autismus ist für jeden anders. Er ist eine Nebenwirkung der Verbundenheit unserer Seele. Nur durch einen defekten Körper kann man seine spirituelle Verbundenheit mit dem Ganzen aufrechterhalten.

Im Körper verlieren wir jede Erinnerung an unsere Göttlichkeit. Es ist an uns, unsere Göttlichkeit in der physischen Form durch Erfahrung zu suchen. Die Realität liegt in der Erfahrung. Ohne sie gäbe es nur Wissen ohne die Erfahrung von Sein. Im Leben geht es nur um Sein. Gott lässt uns die Wahl, was wir erfahren wollen. Diese Entscheidungen steuern unser Leben. Meine Entscheidung war es, die Menschen zu ihrer Quelle zurückzuführen. Das setzt voraus, dass ich meine Verbundenheit behalte, und das setzt einen defekten Körper voraus.

Das ist das Schöne daran: Eine heile Seele ist ein defekter Körper, und eine defekte Seele ist ein heiler Körper.

Es ist sehr schwierig, in einem heilen Körper die Göttlichkeit zu finden. Die Menschen verlieren sich im physischen Sein, und nichts kann durchdringen. Alles Physische ist nur eine von der Seele geschaffene Illusion, und doch beherrscht die Illusion unsere Seele während ihrer Zeit auf der Erde.

Das Leid ist Gottes Methode, die Seele zu befreien. Deshalb sieht man darin die größte Herzensgüte. Herzensgüte zeigt sich immer inmitten von Leid, und doch konzentrieren wir uns auf ihre schlimmen Aspekte und ignorieren ihre Schönheit. Nur selten kann sich ihre Schönheit entfalten. Nine-eleven [der 11. September 2001] war ein solcher Zeitpunkt.

Ich habe es mir nicht ausgesucht, Autist zu sein: Ich hätte meinem Weg mit jeder Art von Behinderung gehen können. Gott entscheidet, wie man die eigene Entscheidung auslebt. Gott liebt das Handeln im Sein, und was Er ist, hängt davon ab, wer wir im Physischen sind. Wenn Er Sich in Seiner höchsten Form erlebt, kehrt die Seele zum Ganzen zurück. Bevor das möglich sein kann, muss Gott sich in jedem von uns entwickeln. Es dauert viele Leben, Gottes Liebe in der Materie zu leben …

Wenn alle ein Gott werden, wenn alle sich mit Gott vereinigen, wenn alle Gott nützen, geben sie Ihm das Gefühl des Seins. Er sieht und erlebt Seine Göttlichkeit durch uns.

Danksagung

Vor allem danke ich Gott, dem Schöpfer und Urheber des Universums, für all die himmlischen Geschenke und Privilegien meines wahrhaft außergewöhnlichen Lebens.

Einige der Personen, die zu diesem Buch beigetragen haben, haben dies unter der Bedingung getan, namentlich nicht genannt zu werden. Andere wollte ich schützen, und so habe ich ein Pseudonym oder nur den Vornamen verwendet. Mein herzlicher Dank gilt all jenen, die sich bedingungslos hinter meine Entscheidung gestellt haben, die Wahrheit zu berichten. Durch euch als wohlmeinende Lehrer habe ich unendlich viel gelernt; bitte versteht dieses Buch als meinen Dank an euch alle.

Zu den Freunden, Verbündeten und Weggefährten, die ich namentlich nennen darf, gehören Joseph Allen, Pat Amos, Larry Anderson, Debra J. Andreas, Dr. Janiece Andrews, P.M.H. Atwater, Dr. Linnea Bailey, David Baldner, Dr. Beth Barol, John Baron, John Baron Senior und Sue Baron, Barbara Benitez, Joan Berquist, Clint Billotte, Janet Billotte, Andrew Bloomfield, Elizabeth Bloomfield, Ursula Bowler, Kathy Brant, Ann Brennan, Larry Brody, Cindy Buckley, Holly Burke, Jon Burns, Joannie Busillo-Aguayo, Charles Byrd, Mary Nell Byrd, Christian Ciaramella, Corey Patrick Cavanaugh, Dennis, Colleen, Brendon und Kylie Cavanaugh, Jasmine L. Chandra, Carol Chastain, Renee Chastain, Eric Chessen, Sabina Childers, Daniel Colvin, James Comisar, Alex »Clay« Cotto, Mary Ellen Crawford, Patrick Davis, William Davis, Heather Dawson, Galen Deck, Jason Delecki, Rick Dieffenbaugher, Sarah Donten, Lea Ann Driscoll, Dennis Duscha, Lois Duscha, Kenneth Ealey, Matthew Efaw, Jeremiah Evans, Avery Ezzi, Leslie Ezzi, Preston Freemer, Ricky Fox, Nicki Fischer, Tina Franquet, Leigh Ann Fulford, Sharon Rose Gabet, Dan und Toni

Gage, Sissi Garvey, Carol Gilligan, Emily Gilligan, Gail Gillingham, Gregory Ginoble, Richard Glosser, Donelle Gonzalez, Nathan Grant, Angela Greenwood, Susan Greenwood, Timothy Griffin, Cindy Gwinn, Mary Ann Harrington, Mary Jo Harris, Joseph Harrold, Kay Haun, Brandon Henken, Kristine Henley, Linda Henry, Brian Henson, Kenneth Hoffman, Susan Howell, Holly Hricko, Michael Hricko, Eric Jones, Caryn Kadel, Amy Kenevan, Kathy Kenevan, Melanie Ketchem, Robin Ketchem, Chris Khumprakob, Fran Kilgore, Dr. Moya Kinnealey, Lori Klein, Pastor David M. Klinedinst, Annabelle Klinger, John und Shawn Klorzyck, Zack Klorzyck, Herbert Knapp, Martin Knight, Claire Komacek, Debra Kranzel, Isadore Kranzel, Rosalyn Kranzel, Marlene Kubina, Renee Labbie, Jeffrey Ladd, Mary Lapos, Dianne Lasher, Tucker Lautt, Debbie Leggens, Scott Leggens, Joe und Ginny Leonard, Matthew Leonard, Devlyn Lighthawk, Christine Little, Beth Ann Lynn, Earl Lynn, Cassidy Maddas, John und Jennifer Maddas, Chris und Kari Main, Katelyn Main, Bradley Mains, Thomas Magill, Stuart Marshall, Janette Martin, John Henry Meyer, J.R. Miller, Kathy Miller, Sharon Mavko, Rosa McAllister, Logan McCoy, Shane und Patty McCoy, Fred und Patti McPoyle, Maria Nagy Medved, Jennifer Messinger, Larry Miller, Barbara Moran, Isabelle Mosca, Angela Murphy, James Murphy, Sharon Muzio, Jamie O'Neill, Julia Novak, Teri Pacion, Reverend Ziek Paterniti, Ashley Pennington, Teri Pentz, Mary Pritchard, Daniel Rader, Roia Rafieyan, Alisha Raiford-Hall, Delores Ramie, Heidi Reichenbach, Ann Reeves, Mark Reeves, David Rider, Robin Rice, Hector Rivera, Dr. Jessica W. Rivers, Nancy Richey, Sherri Rizzo, Sharon Rose, Carroll Rottmund, Lori Rottmund, Mark Sachnik, Helen Sanders, Aaron Scaccia, Jay Scarfone, Kathy, Jason und Alex Scarfone, Bonnie Schaefer, Scott Schultz, Joanne Schruers, Neal Schwarzchild, Barbara Scott-Mazza, Johnny Seitz, Paula Sessing, Jennifer Seybert, Kendall Seybert, Daniel Shallenberger, Dayna Shallenberger, Shannon Shaull, Stephen Shore, Rich Shull, Betty Silagyi, Teresa Smollinger, John Spina, Barbara Sprouls, Jason Sprouls, Beulah Stillman, Donna Szamatowicz, Nancy Thomas, Leslie Thompson, Jennifer Thompson, Julean Thorpe, Nicole Todd, Amy Townsley, Will

Turnbull, Frank und Rae Unger, Mary Vickers, Ryan Walters, Ambry Ward, Frank Ward Jr., Adam Weber, Ann, Mike und Emily Weber, Matthew Weigand, Dee Welker, Cindy Wenger, Birgit Werth, Fred Werth, Carl Whitmore, Tom Wink, Deirdre Wright, Sarah Wright und Michael Zack.

Dr. William Jones, Dr. Kristie Koenig, Cynthia Sue Larson und Patrice Smedley danke ich für ihre Kommentare zu meinem Manuskript; sie bestärkten mich in meiner Absicht und gaben mir die Gewissheit, dass mein Tun richtig, wahr, gut und nützlich ist.

Donna Williams, die Autorin von *Ich könnte verschwinden, wenn du mich berührst*, verdient ein spezielles Dankeschön für ihre Offenheit und ihr Eingeständnis, dass mein Herz beim Schreiben dieses Buches am rechten Fleck war.

Besonderer Dank gilt Rachel Simon, der Autorin von *Riding the Bus with my Sister*. Sie hat sich die Zeit genommen, einen frühen Entwurf des Manuskripts durchzusehen, und mich mit klugen und unschätzbar wertvollen fachlichen Einsichten versorgt.

Allergrößte Wertschätzung empfinde ich auch für Bethany Brown, meine Lektorin bei Sourcebooks, die von Anfang an für mein Projekt eingetreten ist.

Schließlich gilt meine tiefe Dankbarkeit und Liebe meiner Agentin June Clark, die immer an mich und die Wichtigkeit meiner Arbeit geglaubt hat.

Über den Autor

William Stillman, der sich seit 1987 für die Rechte von Menschen mit anderer Seinsweise einsetzt, ist der einzige bekannte Experte für Autismus und Spiritualität.

Nach dem Studium der Pädagogik an der Millersville University in Pennsylvania wurde er im Office of Mental Retardation des Department of Public Welfare zur landesweiten Kontaktperson für Kinder mit intellektueller Beeinträchtigung, Problemen der geistigen Gesundheit und Autismus. Er verfasste mehrere Bücher über seine lebenslange Leidenschaft, den *Zauberer von Oz*, bevor 2002 sein erster Autismus-Ratgeber erschien, *Demystifying the Autistic Experience: A Humanistic Introduction for Parents, Caregivers and Educators*, der ihm sofort die begeisterte Anerkennung betroffener Eltern und Erzieher einbrachte. Es folgten weitere Ratgeber im Autismusspektrum, etwa über das Asperger-Syndrom und bipolare Störungen, die seinen Ruf als Experte festigten.

Mit dem vorliegenden Buch, das 2007 für den Benjamin Franklin Award nominiert wurde, erlangte er internationale Bekanntheit. Spirituelle Bestsellerautoren wie Meg Blackburn Losey, Carol Bowman, Gary Zukav und Dean Hamer äußerten sich begeistert über dieses »Outing« eines Menschen mit Asperger-Syndrom, das zugleich die erste existierende Studie über die spirituelle Begabung von Menschen mit Autismus darstellt. Nach der Vergabe der Filmrechte erschien 2008 mit *Die Seele des Autismus. Warum wir die hohe Spiritualität von Menschen mit Autismus brauchen* eine Fortführung des Themas (bei AMRA in Vorbereitung), die viele persönliche Erlebnisse der Leser und ihrer Schutzbefohlenen enthält und damit noch nachhaltiger auf die spirituellen Erfahrungen von Menschen mit Autismus eingeht; sie wurde in der Kategorie Spiritualität für den National Best Book Award nominiert.

Stillman schreibt außerdem für das Fachmagazin *The Autism Perspective* eine regelmäßige Kolumne namens »Through the Looking Glas«, eine monatliche Frage-und-Antwort-Spalte für das Magazin *Children of the New Earth* und postet Informationen auf Basiland-Spice.com, die landesweit von Google News, Ask News und Reuters weiterverbreitet werden.

In Pennsylvania koordinierte er die ersten Treffen von Personen, die Ergänzende und Alternative Kommunikation einsetzen, und er ist der Gründer der Pennsylvania Autism Self Advocacy Coalition (PASAC), die Landesregierungen, Vollzugsbehörden, Erzieher und Ärzteschaft aus der Innensicht von Betroffenen über das Autismusspektrum berät. 2007 wurde er in den Beratungsausschuss von AUTCOM berufen, dem Autism National Committee. Er war Berater der Autism Task Force von Pennsylvania, von Autism Living and Working, der Asperger's Syndrome Alliance und der Temple University, für die er an der Entwicklung eines Förderplans des Therapeutenstabs mitarbeitete, der Kinder und Erwachsene mit Autismus unterstützt.

Stillman ist ein begehrter Vortragsredner auf Konferenzen und Tagungen, aber auch an Universitäten, Krankenhäusern, Gemeindezentren und Schulen. Als Erwachsener mit Asperger-Syndrom, einem milden »Vetter« des Autismus, hat er durch seine Workshops und Privatkonsultationen bereits Tausende von Menschen persönlich erreicht. Seine Fernsehauftritte – etwa in den CNN Medical News oder der Maury Povich Show – haben seine Arbeit einem noch größeren Publikum bekannt gemacht. Zwei Trailer aus der geplanten Verfilmung seiner Arbeit und ein TV-Interview können auf *www.amraverlag.de* angesehen werden.

Der Autor ist über seine Webseite *www.williamstillman.com* zu erreichen oder per E-Mail unter *bill@williamstillman.com*.

Verwendete Literatur

Liebe Leserinnen und Leser!

Beim Schreiben von *Autismus und die Verbundenheit mit Gott* habe ich meine eigenen Erfahrungen und die anderer durch Informationen ergänzt, die den folgenden Quellen entnommen sind:

Altea, Rosemary. *Proud Spirit: Lessons, Insights and Healing from »The Voice of the Spirit World«*. New York: William Morrow and Company, Inc., 1997.

Anderson, George. *Lessons from the Light: Extraordinary Messages of Comfort and Hope from the Other Side*. New York: G. P. Putnam's Sons, 1999.

Aron, Elaine N. *The Highly Sensitive Person: How to Thrive When the World Overwhelms You*. Sevaucus, New Jersey: Carol Publishing Group, 1996. Dt. Ausgabe: *Sind Sie hochsensibel? Wie Sie Ihre Empfindsamkeit erkennen, verstehen und nutzen*, Moderne Verlagsgesellschaft, 2005.

»Autistic Children Benefit Greatly from Relationship Development Intervention Program.« *Medical News Today* vom 20. April 2005.

Ball, Marshall. *Kiss of God: The Wisdom of a Silent Child*. Deerfield Beach, Florida: Health Communications, Inc., 1999.

Batchelor, Doug. *To See the King: Seven Steps to Salvation*. Sacramento, California: Mountain Ministry, 2001.

Bodine, Echo. *The Gift*. Novato, California: New World Library, 2003.

Bolton, Patrick F., Rebecca J. Park, J. Nicholas P. Higgins, Paul D. Griffiths und Andrew Pickles. »Neuro-epileptic Determinants of Autism Spectrum Disorders in Tuberous Sclerosis Complex.» *Brain* 125, no. 6 (Juni 2002): 1247-1255.

Brazier, David. *The New Buddhism*. New York: Palgrave, 2002.

Brinkley, Dannion. *At Peace in the Light: The Further Adventures of a Reluctant Psychic Who Reveals the Secret of Your Spiritual Powers*. New York: HarperCollins, 1995.

– und Paul Perry. *Saved by the Light: The True Story of a Man Who Died Twice and the Profound Revelations He Received*. New York: Villard Books, 1994. Dt. Ausgabe: *Zurück ins Leben. Die wahre Geschichte des Mannes, der zweimal starb*, Droemer Knaur, 1994.

Brown, Chester D., jr., M.A. »American Indians with Disabilities and Spirituality.« *Wellness News*, New Mexico Office of Disability and Health, Sommer 2001.

Browne, Sylvia. *Blessings from the Other Side: Wisdom and Comfort from the Afterlife for this Life*. New York: Dutton, 2000. Dt. Ausgabe: *Trost aus einer anderen Welt. Botschaften aus dem Jenseits*, Hugendubel, 2003.

– *Conversations with the Other Side*. Carlsbad, California: Hay House, 2002. Dt. Ausgabe: *Einsichten. Fallgeschichten aus der jenseitigen Welt*, Goldmann Arkana, 2007.

– *Life on the Other Side: A Psychic's Tour of the Afterlife*. New York: Dutton, 2000. Dt. Ausgabe: *Jenseits-Leben. Berichte eines Mediums aus der geistigen Welt*, Goldmann Arkana, 2007.

– *The Nature of Good and Evil*. Carlsbad, California: Hay House, 2001.

– *The Other Side and Back: A Psychic's Guide to Our World and Beyond*. New York: Dutton, 1999. Dt. Ausgabe: *Die Geisterwelt ist nicht verschlossen. Erfahrungen und Lebensweisheiten einer Hellsichtigen*. Goldmann Arkana, 2007.

– *Past Lives, Future Healing: A Psychic Reveals the Secrets of Good Health and Great Relationships*. New York: Dutton, 2001.

– *Sylvia Browne's Book of Angels*. Carlsbad, California: Hay House, 2003. Dt. Ausgabe: *Engel an deiner Seite*, Goldmann Arkana, 2008.

– *Sylvia Browne's Book of Dreams*. New York: Dutton, 2002. Dt. Ausgabe: *Das Buch der Träume. Botschaften aus einer anderen Welt*, Goldmann Arkana, 2005.

– *Visions from the Afterlife: The Truth about Hauntings, Spirits and Reunions with Lost Loved Ones*. New York: Dutton, 2003. Dt. Ausgabe: *Besuche aus dem Jenseits. Die Wahrheit über Geister, Spuk, Gespenster und das Wiedersehen in der geistigen Welt*. Goldmann Arkana, 2004.

Brussat, Frederic, und Mary Ann Brussat. *Spiritual Literacy: Reading the Sacred in Everyday Life*. New York: Scribner, 1996.

Burnham, Sophy. *A Book of Angels: Reflections on Angels Past and Present and True Stories of How They Touch Our Lives*. New York: Ballantine Books, 1990. Dt. Ausgabe: *Engel, unsere unsichtbaren Begleiter. Begegnungen und Erfahrungen*, Goldmann Arkana, 2006.

Byrd, Charles W. *To Fly with the Angels: Spiritual Messages Received by Mary Nell*. Xlibris Corporation, 2000.

Calaprice, Alice. *The Quotable Einstein*. Princeton University Press, 1996. Dt. Ausgabe: *Einstein sagt … Zitate, Einfälle, Gedanken*, Piper, 2007

Cardinal, D. N., D. Hanson und J. Wakeham. »Investigation of Authorship in Facilitated Communication.« *Mental Retardation* 34, no. 4 (August 1996): 231-242.

Chopra, Deepak. *How to Know God: The Soul's Journey into the Mystery of Mysteries*. New York: Harmony Books, 2000.

Colmanares, Clinton. »Multiple Genetic ›Flavors‹ May Explain Autism.« *Medical News Today* vom 25. Juli 2005.

Cook jr., Edwin H., und Bennett L. Leventhal. »The Serotonin System in Autism«. *Current Opinion in Pediatrics*, August 1996.

Cranston, Sylvia, und Carey Williams. *Reincarnation: A New Horizon in Science, Religion and Society*. New York: Crown Publishers, 1984. Dt. Ausgabe: *Wiedergeburt. Ein neuer Horizont in Wissenschaft, Religion und Gesellschaft*, Aquamarin, 1989.

Dyer, Wayne. *Ten Secrets for Success and Inner Peace*. Carlsbad, California: Hay House, 2001. Dt. Ausgabe: *Die zehn Geheimnisse für Erfolg und inneren Frieden*, Goldmann Arkana, 2004.

Edelson, Ed. »Science Points to a ›Sixth Sense‹.« *HealthDay News* vom 17. Februar 2005.

Edward, John. *Crossing Over: The Stories behind the Stories*. San Diego, California: Jodere Group, 2001.

– *One Last Time*. New York: Berkeley Publishing Group, 1998. Dt. Ausgabe: *Ein letztes Mal. Mediale Botschaften aus dem Jenseits*, Goldmann Arkana, 2002.

– *After Life: Answers from the Other Side*. Carlsbad, California: Hay House, 2003.

Fenimore, Angie. *Beyond the Darkness: My Near Death Journey to the Edge of Hell and Back*. New York: Bantam Books, 1995. Dt. Ausgabe: *Jenseits der Finsternis. Eine Nah-Todeserfahrung, die in die Schattenwelt führte*, Droemer Knaur, 2001.

Foster, Andrew. »Loving People is Loving God: An Autistic Man Talks about Spirituality.« *The Presbyterian Record* (The National Magazine of the Presbyterian Church in Canada), Mai 2005.

Fox, Matthew, und Rupert Sheldrake. *The Physics of Angels: Exploring the Realm Where Science and Spirit Meet*. San Francisco, California: HarperSanFrancisco, 1996. Dt. Ausgabe: *Engel – die kosmische Intelligenz*, Kösel, 2005.

Freud, Sigmund. *Die Traumdeutung*, inauguriert 1899, verlegt 1900 bei Möller-Hartmann. Benutzte englische Ausgabe: *The Interpretation of Dreams*, übersetzt von Dr. A. A. Brill. New York: Random House, 1978.

Gage, Dan, und Toni Gage. »Autism: Declaring War.« *The Autism Perspective* 1, no. 3 (Sommer 2005).

Goldman, Karen. *Angel Encounters: True Stories of Divine Intervention*. New York: Simon & Schuster, 1995.

Grandin, Temple, und Catherine Johnson. *Animals in Translation: Using the Mysteries of Autism to Decode Animal Behavior*. New York: Scribner, 2005. Dt. Ausgabe: *Ich sehe die Welt wie ein frohes Tier. Eine Autistin entdeckt die Sprache der Tiere*, Ullstein, 2006.

Hamer, Dean. *The God Gen: How Faith is Hardwired into Our Genes*. New York: Doubleday, 2004. Dt. Ausgabe: *Das Gottes-Gen. Warum uns der Glaube im Blut liegt*, Kösel, 2006.

Heilige Schrift, Altes und Neues Testament (King James Bibel).

Holliday Willey, Liane. *Pretending to be Normal: Living with Asperger's Syndrome*. London: Jessica Kingsley Publishers, Ltd., 1999. Dt. Ausgabe: *Ich bin Autistin – aber ich zeige es nicht. Leben mit dem Asperger-Syndrom*, Herder, 2003.

»Is God an Anti-Depressant? Studies Show That Religious People Are Happier.« ABC News Internet Ventures vom 24. Januar 2005.

Johannes Paul II. *Crossing the Threshold of Hope*. New York: Alfred A. Knopf, 1994. Dt. Ausgabe: *Die Schwelle der Hoffnung überschreiten*, Hoffmann & Campe, 1994.

Katz, Illana. »Does Autism Offer Special Gifts?« *The Jewish Journal of Greater Los Angeles* vom 27. Mai 2005.

Kephart, Beth. *A Slant of Sun: One Child's Courage*. New York: W. W. Norton & Company, Inc., 1998. Dt. Ausgabe: *Ein Sonnenstrahl im Leben*, Bastei Lübbe, 2000.

Kluger, Jeffrey. »Is God in Our Genes?« *Time* vom 25. Oktober 2004.

MacGregor, Hilary E. »Far-off Healing.« *Los Angeles Times* vom 2. Mai 2005.

Mandelbaum, Yitta Halberstam. *Small Miracles: Extraordinary Coincidences from Everyday Life*. Holbrook, Massachusetts: Adams Media Corp., 1997.

Mark, Barbara. *Angelspeake*. New York: Simon & Schuster, 1995.

Millman, Dan, und Doug Childers. *Divine Interventions: True Stories of Mystery and Miracles That Change Lives*. Emmaus, Pennsylvania: Daybreak Books, 1999. Dt. Ausgabe: *Begegnungen mit dem Göttlichen. Wahre Geschichten von Wundern, die unser Leben verändern*, Heyne, 2006.

Moody, Raymond. *Life After Life. The Investigation of a Phenomenon – Survival of Bodily Death*. New York: Bantam Books, 1975. Dt. Ausgabe: *Leben nach dem Tod. Die Erforschung einer unerklärten Erfahrung*, Mohndruck, 1977.

– *The Light Beyond*. New York: Bantam Books, 1988. Dt. Ausgabe: *Das Licht von drüben. Neue Fragen und Antworten*, Rowohlt, 1989.

– und Paul Perry. *Coming Back: A Psychiatrist Explores Past Life Journeys*. New York: Bantam Books, 1990. Dt. Ausgabe: *Leben vor dem Leben*, Reinbek, 1990.

– und Paul Perry. *Reunions: Visionary Encounters with Departed Loved Ones*. New York: Villard Books, 1993. Dt. Ausgabe: *Blick hinter den Spiegel. Botschaften aus der anderen Welt*, Goldmann, 1996.

Moore, Thomas. *Care of the Soul: Cultivating Depth and Sacredness in Everyday Life*. New York: HarperCollins, 1992. Dt. Ausgabe: *Die Seele lieben. Tiefe und Spiritualität im täglichen Leben*, Droemer Knaur, 1995.

Mulder, Erik J., MD, George M. Anderson, PhD, Ido P. Kema, PhD, Annelies de Bildt, PhD, Natasja DJ van Lang, PhD, et al. »Platelet Serotonin Levels in Pervasive Developmental Disorders and Mental Retardation: Diagnostic Group Differences, Within-Group Distribution and Behavioral Correlates.« *Journal of the American Academy of Child and Adolescent Psychiatry* 43, no. 4 (April 2004).

Newton, Michael, PhD. *Journal of Souls: Case Studies of Life between Lives*. St. Paul, Minnesota: Llewellyn Publications, 1994. Dt. Ausgabe: *Die Reisen der Seele. Karmische Fallstudien*, Astrodata, 1996.

– *Destiny of Souls: New Case Studies of Life between Lives*. St. Paul, Minnesota: Llewellyn Publications, 2000. Dt. Ausgabe: *Die Abenteuer der Seelen. Neue Fallstudien zum Leben zwischen den Leben*, Astrodata, 2001.

Norton, Amy. »Low-Cost Therapy Shows Promise for Autism.« *Journal of Developmental and Behavioral Pediatrics*, April 2005.

O'Neill, Jasmine Lee. *Through the Eyes of Aliens: A Book about Autistic People*. London: Jessica Kingsley Publishers, Ltd., 1999. Dt. Ausgabe: *Autismus von innen. Nachrichten aus einer verborgenen Welt*, Huber, 2001.

Olmstead, Dan. »The Age of Autism: But What about 1930?« *UPI Consumer Health News* vom 8. August 2005.

Omotosho, Philip. »A Review of Current Thoughts on Localized Structural Lesions in Autistic Disorder.« *The Child Advocate Autism and Neurology Page*, 2002-2003.

Orloff, Judith. *Second Sight*. New York: Warner Books, 1996. Dt. Ausgabe: *Jenseits der Angst. Eine Ärztin findet den Weg zu ihren außersinnlichen Fähigkeiten*, Heyne, 1997.

Pearsall, Paul. *Making Miracles*. New York: Prentice Hall Press, 1991.

Pentzell, Nick. »Fools of God.« *The Other Side: Strength for the Journey* 40, no. 2 (März-April 2004).

Redfield, James. *The Celestine Prophecy*. New York: Warner Books, 1993. Dt. Ausgabe: *Die Prophezeiungen von Celestine. Ein Abenteuer*, Allegria, 2007.

»Researchers Observe Abnormalities in Brains of Autism Patients.« Pressemitteilung der American Academy of Neurology vom 13. Februar 2002.

Saylor, Frederica. »Brain Chemicals Key to Spiritual Experience.« *Science and Theology News*, März 2004.

Schwartz, Gary. *The Afterlife Experiments: Breakthrough Scientific Evidence of Life After Death*. New York: Pocket Books, 2002.

Schworm, Peter. »Their Leap of Faith: Developmentally Disabled Children Learn of Religion.« *The Boston Globe* vom 31. Januar 2005.

Semple, Ian. »God Under a Microscope.« *Sydney Morning Herald* vom 2. März 2005.

Shroder, Tom. *Old Souls: The Scientific Evidence for Past Lives*. New York: Simon & Schuster, 1999.

Sparrow, Gregory Scott. *I Am with You Always: True Stories of Encounters with Jesus*. New York: Bantam Books, 1995.

Stillman, William. *Demystifying the Autistic Experience: A Humanistic Introduction for Parents, Caregivers and Educators*. London: Jessica Kingsley Publishers, Ltd., 2002.

Sutcliffe, James S., Ryan J. Delahanty, und Harish C. Prasad et al. »Allelic Heterogeneity at the Serotonin Transporter Locus (SLC6A4) Confers Susceptibility to Autism and Rigid-Compulsive Behaviors.« *The American Journal of Human Genetics* 77, no. 2 (August 2005).

Teasdale, Wayne. *The Mystic Heart: Discovering a Universal Spirituality in the World's Religions*. Novato, California: New World Library, 1999. Dt. Ausgabe: *Das mystische Herz. Spirituelle Brücken bauen*, Aurum, 2004.

Teresa, Mutter. *The Joy in Loving: A Guide to Daily Living with Mother Teresa*. New York: Viking Press, 1996. Dt. Ausgabe: *Öffne dein Herz wie ein Kind. Ein Meditationsbuch für den Alltag*, Herder, 2002.

– *The Love of Christ: Spiritual Counsels*. New York: Harper & Row, 1982. Dt. Ausgabe: *Aus der Stille des Herzens. Beten mit Mutter Teresa*, Herder, 1986.

Theisen, Donna, und Dary Matera. *Childlight: How Children Reach out to Their Parents from the Beyond*. Far Hills, New Jersey: New Horizon Press, 2001.

Tolle, Eckhart. *The Power of Now: A Guide to Spiritual Enlightenment*. Novato, California: New World Library, 1999. Dt. Ausgabe: *Jetzt! Die Kraft der Gegenwart. Ein Leitfaden zum spirituellen Erwachen*, Kamphausen, 2000.

Van Praagh, James. *Healing Grief: Reclaiming Life after any Loss*. New York: Dutton, 2000. Dt. Ausgabe: *Heilende Trauer. Verlust und Schmerz überwinden durch Kontakte mit Verstorbenen*, Heyne, 2006.

– *Heaven and Earth: Making the Psychic Connection*. New York: Simon

& Schuster, 2001. Dt. Ausgabe: *Die Weite zwischen Himmel und Erde. Entdecken Sie Ihre übersinnlichen Fähigkeiten*, Heyne, 2007.
– *Reaching to Heaven: A Spiritual Journey through Life and Death*. New York: Dutton, 1999. Dt. Ausgabe: *Und der Himmel tat sich auf. Jenseitsbotschaften: Die geistige Welt und das Leben nach dem Tode*, Goldmann Arkana, 2007.
– *Talking to Heaven: A Medium's Message of Life after Death*. New York: Dutton, 1997. Dt. Ausgabe: *Jenseitswelten. Erkenntnisse über das Leben nach dem Tode*, Goldmann Arkana, 2007.
Walsch, Neale Donald. *Conversations with God: An Uncommon Dialogue*. New York: G. P. Putnam's Sons, 1995. Dt. Ausgabe: *Gespräche mit Gott. Ein ungewöhnlicher Dialog*, Goldmann Arkana, 2008.
Wester Anderson, Joan. *Where Angels Walk: True Stories of Heavenly Visitors*. New York: Ballantine Books, 1992. Dt. Ausgabe: *Wo Engel wirken. Von besonderen Begegnungen mit himmlischen Beschützern*, Econ, 2002.
Williamson, Marianne. *Everyday Grace: Having Hope, Finding Forgiveness and Making Miracles*. New York: Riverhead Books, 2002.
Zukav, Gary. *The Heart of the Soul: Emotional Awareness*. New York: Simon & Schuster, 2002.
– *The Seat of the Soul*. New York: Simon & Schuster, 1989. Dt. Ausgabe: *Die Spur zur Seele*, Heyne, 1990.
– *Soul Stories*. New York: Fireside, 2000.

GESPRÄCHE MIT DEN NEUEN KINDERN

von Meg Blackburn Losey

Eine informative Leseprobe

Vielleicht erwarten Sie von diesem Buch niedliche Kindergeschichten. Stattdessen werden Sie darin tiefe Weisheit finden. Es wird Sie zum Lächeln bringen, Ihnen Tränen in die Augen treiben, Sie nachdenklich machen und Ihr gesamtes Glaubenssystem herausfordern – und letzten Endes werden Sie Ehrfurcht empfinden und inspiriert werden. Zumindest ist das das Ziel, das die Kinder und ich uns gesteckt haben. Die Kinder, die an diesem Werk mitgearbeitet haben, taten es freiwillig und mit dem Einverständnis ihrer Familien.

Sie haben uns eine Menge zu sagen, und dabei ist dies lediglich eine Kostprobe. Heute leben Tausende oder sogar Millionen solcher erstaunlichen Kinder in unserer Welt, und sie sind Teil einer grandiosen Evolution des menschlichen Bewusstseins.

Zur Zeit findet eine Bewusstseinserweiterung statt, die sich mit keinem Ereignis innerhalb früherer Generationen vergleichen lässt, und unsere Kinder sind der lebende Beweis dafür.

Wir erleben ein erstaunliches Phänomen – eine beschleunigte Entwicklung, einen Evolutionssprung. Die vielfältigen Wechselbeziehungen innerhalb unserer DNS verändern sich. Noch nie haben unsere Gehirne ihr Potenzial so intensiv genutzt wie heute. Unsere Gehirnwellen interagieren spontan mit höheren Schwingungsfrequenzen und höheren elektromagnetischen Feldern innerhalb der DNS. Deshalb arbeiten all unsere Gehirne als kohärente Bewusstseinseinheiten zusammen. Das bedeutet, dass die Menschen immer mehr wahrnehmen und sich allmählich zu wahrhaft bewussten Wesen entwickeln, die sich simultan aller Dinge gleichzeitig gewahr sind.

Wie ich in meinem vorigen Buch *The Children of Now* beschrieben habe, äußert sich dieser evolutionäre Prozess in unseren Kindern auf sehr unterschiedliche Weise.

Als Erste erschienen die Indigos. Sie sprengen die Paradigmen, weil sie wissen, dass die Regeln unserer Gesellschaft nur wenigen Menschen dienen und dass sich der menschliche Geist nicht von Unwahrheiten kontrollieren lässt. Sie sind verständige Wesen, die bereit sind, aufzustehen und »Nein!« zu sagen, wenn sie das Gefühl haben, dass die aktuelle Situation auf einer Unwahrheit beruht.

Die Kristallkinder sind sensible Wesen, die oft telepathisch veranlagt sind. Sie besitzen natürliche Heilkräfte, ihre Wahrnehmung reicht viel weiter, als wir uns vorstellen können, und sie sind auf der Erde, um das zu verkörpern, was wir einst gewesen sind, damit wir uns daran erinnern.

Die Sternenkinder sind hoch intelligente Wesen, in deren DNS Segmente aktiv sind, die auf unsere Ursprungsrassen zurückgehen. Für sie steht die Technologie im Mittelpunkt, sie begreifen Energien instinktiv und werden die Wissenschaftler unserer Zukunft sein.

Unsere Übergangskinder sind weder Indigo noch Kristall, sondern eine Mischung verschiedener Energien. Oft sind sie in einem bestimmten Bereich hoch begabt, wollen aber dieses Talent nicht zur Schau stellen. Stattdessen wächst in ihnen der Glaube, dass sie »anders« sind, dass sie wertlos oder weniger wert sind als andere. Sie erleben sich selbst als gestörte Außenseiter. Diese Kinder werden oft alkohol- oder drogenabhängig, gewalttätig oder noch Schlimmeres.

Die Wundervollen Stillen sind meiner Auffassung nach – wenn man das überhaupt sagen kann – am liebenswertesten. Sie bilden innerhalb der Menschheit eine besondere Nische. Stets haben sie eine Körperbehinderung, die auf einer Skala von geringfügig bis zu extrem reichen kann, und sie können oder wollen nicht sprechen. Stattdessen setzen sie ihre Stimme telepathisch ein, und einige Leute fangen an, sie zu hören.

Ich hatte nie die Absicht, diese Kinder in Kategorien einzuteilen. Im Laufe der unzähligen Stunden, die ich mit ihnen und ihren Familien verbrachte, fielen mir jedoch gewisse Tendenzen auf, und ich beobachtete, dass Kinder aus jeder dieser Gruppen anscheinend ganz bestimmte Eigenschaften haben. Um dieses wachsende Phänomen verständlich mitteilen zu können, ist ein differenziertes Vokabular vonnöten. Ich bin aber immer noch der Meinung, dass es falsch ist, Kinder mit Etiketten zu versehen, weil man ihnen dadurch das Gefühl gibt, außerhalb der Menschheit zu stehen, obwohl sie doch in Wirklichkeit die eigentliche Wahrheit unserer Existenz darstellen.

Und wieso findet diese Evolution statt?

Gewöhnlich leben wir in der Illusion, individuelle Einzelwesen zu sein, die sich von allen anderen unterscheiden. Das stimmt zwar in gewisser Hinsicht, aber andererseits bestehen wir aus genau derselben Substanz wie die gesamte Schöpfung. Wir alle wurden von Gott erschaffen, der Quelle, dem Schöpfer, dem Licht, wie wir es auch nennen wollen – und wir alle sind Teil eines Gesamtbildes, das wesentlich komplizierter ist, als unser Verstand begreifen kann.

Tatsächlich haben wir, die menschliche Rasse, völlig vergessen, wer wir sind und wozu wir fähig sind. Wir haben uns vorgegaukelt, wir seien die allerwichtigsten Kreaturen, die sich je in der gesamten Schöpfung manifestiert haben. Wenn wir andere betrachten, urteilen wir zugleich über sie. Wir beurteilen uns selbst nach dem, was andere tun, und bewerten unsere Errungenschaften nach dem, was andere erreicht haben. Wir empfinden eine Leere, als würde in unserer Welt etwas fehlen.

Unsere Religionen bekämpfen einander und sind sich nicht darüber einig, an welche Wahrheiten man uns zu glauben erlauben sollte, doch in Wirklichkeit hat man diese Wahrheiten schon vor Jahrhunderten manipuliert, die meisten der uralten Texte ausgetilgt und nur einige wenige übersetzt, die zu dem passten, was damals gerade erwünscht war. Man hat eine ganze Menge ausgelassen, wie wir dank der Entdeckung der Evangelien von Nag Hammadi und anderer uralter Schriftrollen im Nahen Osten feststellen konnten.

In den Informationen, die wir über die Geschichte der Menschheit besitzen, klaffen gewaltige Lücken. Es gibt archäologische Hinweise auf menschliche Existenz vor über einer Million Jahren. Es gibt Indizien für eine Technologie, die weit über alles hinausgeht, was wir heute über die von mir gern so genannte »Vorzeit« wissen – jene Zeit, bevor die Geschichte der Menschheit begann.

Im alten Ägypten wurden Pyramiden gebaut, die uns bis zum heutigen Tag verblüffen und inspirieren, und zwar von Leuten, die nur eine primitive Technologie besaßen. Die Pyramiden haben allen möglichen zerstörerischen Einflüssen getrotzt, darunter Hochwasser, Flutkatastrophen, Sandstürmen und unvorstellbar schrecklichen Ereignissen auf Erden – und sie weisen relativ geringe Schäden auf.

Die Sumerer schrieben über ein Volk, das von einem anderen Planeten kam und gewaltige Technologien besaß, und über ein Ereignis, das sich nach einer Atomexplosion anhört und in der Bibel vermutlich als Zerstörung von Sodom und Gomorrha beschrieben wurde. Die sumerischen Tontafeln berichten auch, dass diese Besucher sich mit Menschen kreuzten.

In Indien erwähnen uralte Texte Flugmaschinen namens *Vimana*, die Menschen über die ganze Erde trugen. Wir sehen diese Flugmaschinen sogar auf uralten Kunstwerken abgebildet. Sie schweben hoch oben im Hintergrund, als wären Flugmaschinen damals ein ganz normaler Anblick gewesen. Dabei wissen wir doch, dass zu jener Zeit niemand wusste, wie man fliegt ... oder?

Die alten Schriften sprechen auch noch von anderen technologischen Geheimnissen, die wir als angeblich fortschrittliche Gesellschaft erst wieder entdecken müssen. In der Geschichte der Menschheit wird offiziell wesentlich mehr abgestritten als anerkannt. Der springende Punkt ist jedoch, dass irgendwo in unserem Inneren die Erinnerungen an unsere gesamte Geschichte gespeichert sind: Zell-Erinnerungen, die unsere Instinkte beeinflussen.

Wir lernten schon früh, uns vor Raubtieren und unseren Feinden zu schützen, als wir auf der Suche nach Nahrung, Wasser und Obdach ein jahreszeitenabhängiges Nomadenleben zu führen begannen. Wir fingen an, uns mit anderen Wesen auszutauschen, unter anderem, um Handel zu treiben und zu heiraten. Statt sich auf einfache Überlebensreaktionen zu beschränken, entwickelte unser Verstand die Kunst der Subtilität. Wir fingen an zu denken, und in diesem Moment schlossen wir die Pforten zu unserem höheren Wissen, zu unserem bewussten Gewahrsein, zu dem wir durch höher schwingende Gehirnwellen Zugang hatten, durch Gammawellen und noch subtilere Frequenzen, die uns mit der universellen Wirklichkeit verbanden.

Das Ergebnis war die Entwicklung eines Egos, das uns beherrscht, uns hemmt und unsere Erfahrungen gegen frühere abwägt. Wir haben uns zu furchtsamen Menschen entwickelt, und unsere Wahrnehmung gaukelt uns vor, dass wir voneinander getrennt sind. Wir haben den Schwerpunkt auf den Intellekt gelegt, und das war uns bis zu einem bestimmten Punkt auch nützlich.

Nun schließt sich der Kreis unserer Evolution. Viele Erwachsene werden sich spontan einer größeren Wirklichkeit bewusst und begreifen, dass viel mehr hinter unserer Existenz steckt, als wir bisher wahrgenommen haben. Wir, die Erwachsenen, in denen dieses Erwachen begann, wurden zu Wegbereitern einer Bewusstseinserweiterung der Menschheit. Aufgrund dieses Erwachens haben wir eine neue Kindergeneration zur Welt gebracht, die uns längst vergessene Botschaften überbringt.

Die Kinder erinnern sich an alles – oder zumindest an so viele Einzelheiten, dass sie unserer Vergangenheit nicht nur Glaubwürdigkeit verleihen, sondern auch Leben.

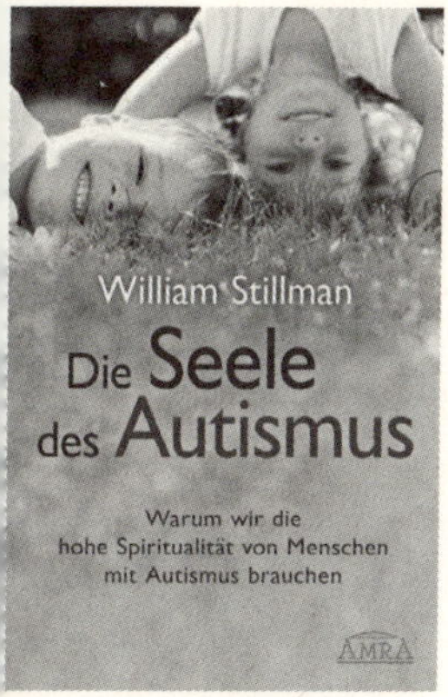

William Stillman
DIE SEELE DES AUTISMUS

Auch als eBook

Warum wir die hohe Spiritualität
von Menschen mit Autismus brauchen

224 Seiten, Hardcover, rotes Leseband
Amra Verlag, € 19,95 [D]

ISBN 978-3-939373-15-5

Von unseren Freunden mit Autismus gibt es viel zu lernen über das Bewusstsein. Sie helfen uns bei der Entwicklung einer neuen Menschheit. Ist Autismus ein notwendiger Teil der Evolution?

Auch als eBook

Jacky Newcomb
ANGEL KIDS

Die medialen Erfahrungen unserer Kinder

240 Seiten, Hardcover, blaues Leseband
Amra Verlag, ***nur € 8,99 [D]***

ISBN 978-3-939373-22-3

Viele Kinder haben heute ganz außergewöhnliche Fähigkeiten. Wenn sie Engel sehen, mit Verstorbenen oder über vergangene Leben sprechen ... »Dieser Ratgeber hilft Ihnen!« – Diana Cooper

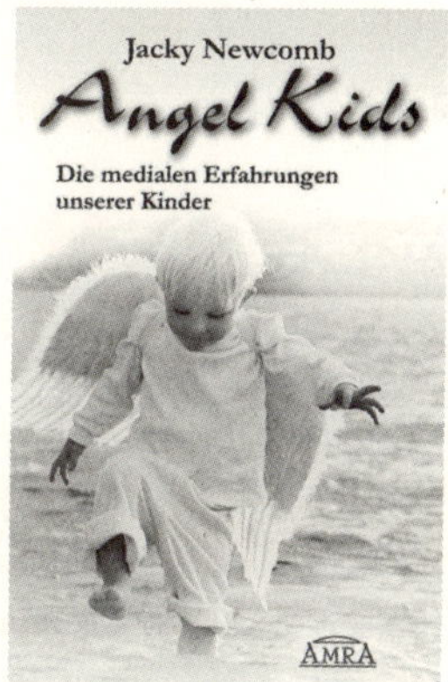

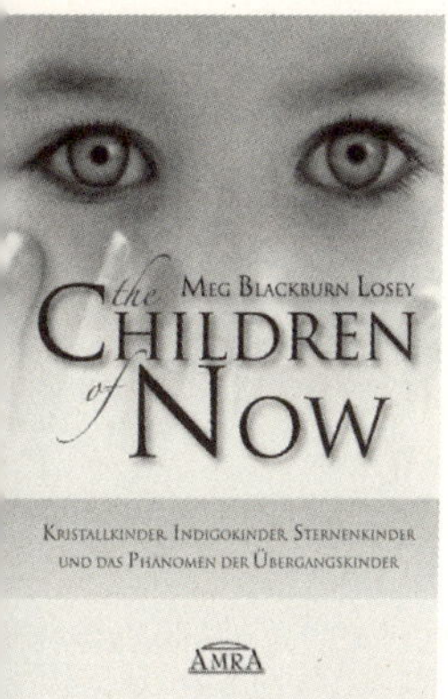

Meg Blackburn Losey
THE CHILDREN OF NOW

Auch als eBook

Kristallkinder, Indigokinder, Sternenkinder und das Phänomen der Übergangskinder

256 Seiten, Hardcover, oranges Leseband
Amra Verlag, € 19,99 [D]

ISBN 978-3-939373-09-4

Sie kommunizieren telepathisch, gehen mit subtilen Energien um. Zu welchen multidimensionalen Realitäten haben sie Zugang? Und wie kann die Gesellschaft diese talentierten Kinder unterstützen?

Textauszüge, Videos und Hörproben auf www.AmraVerlag.de

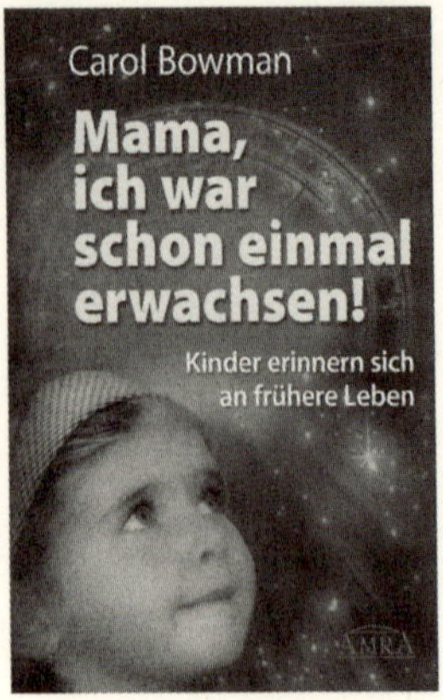

Carol Bowman
MAMA, ICH WAR SCHON EINMAL ERWACHSEN!
Kinder erinnern sich an frühere Leben

Auch als eBook

368 Seiten, Hardcover, oranges Leseband
Amra Verlag, € 22,99 [D]

ISBN 978-3-939373-53-7

Oft sprechen Kinder über Dinge, die sie nicht wissen können, über Verstorbene, die sie offenbar kennen. Das heilt Ängste und Allergien. Ein Klassiker der Reinkarnationslehre – übersetzt in 16 Sprachen!

Jan Erik Sigdell
WIEDERGEBURT UND FRÜHERE LEBEN
Herausforderung Reinkarnation

Auch als eBook

304 Seiten, Hardcover, grünes Leseband
Amra Verlag, € 22,95 [D]

ISBN 978-3-95447-141-6

Wie können wir lernen, wenn wir in einem neuen Leben nichts von den früheren erfahren? Mehr als 100 Fragen beantwortet ein Autor, der erfolgreich Tausende von Rückführungen durchführte.

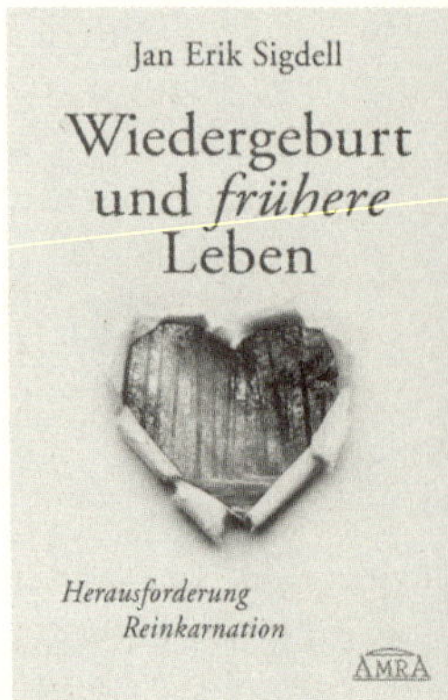

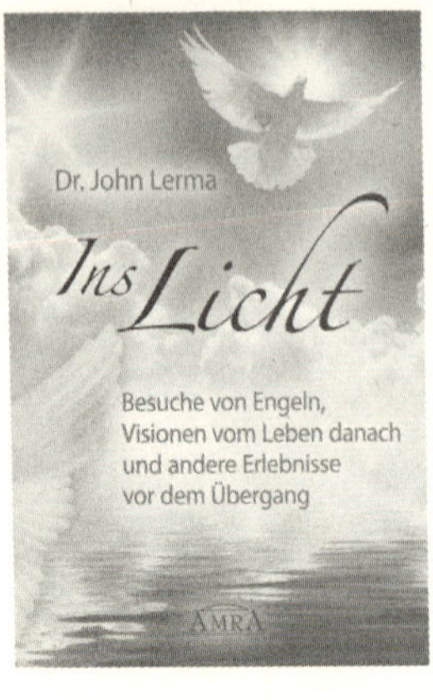

Dr. John Lerma
INS LICHT
Besuche von Engeln, Visionen vom Leben danach und andere Erlebnisse vor dem Übergang

Auch als eBook

224 Seiten, Hardcover, silbernes Leseband
Amra Verlag, € 19,95 [D]

ISBN 978-3-939373-23-0

Was sehen Menschen, bevor sie sterben? Vom krebskranken Kind bis zum einstigen Offizier der Waffen-SS. Sechzehn atemberaubende Berichte, aufgeschrieben vom Leiter der größten US-Sterbeklinik.

Textauszüge, Videos und Hörproben auf www.AmraVerlag.de

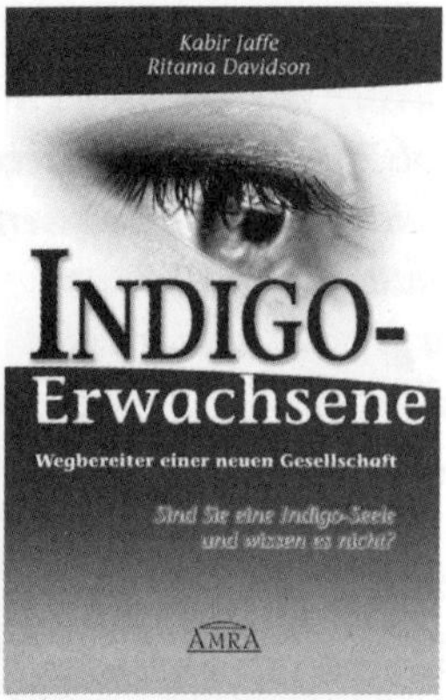

Kabir Jaffe & Ritama Davidson
INDIGO-ERWACHSENE
Wegbereiter einer neuen Gesellschaft

Auch als eBook

208 Seiten, Hardcover, oranges Leseband
Amra Verlag, € 19,99 [D]

ISBN 978-3-939373-10-0

Eine neue Art Mensch tritt in Erscheinung, visionär und kreativ, sensibel und unabhängig – und frustriert vom System. Vielleicht gehören Sie zur Generation der Indigo-Seelen und wissen es nicht?

Gary R. Renard
DEINE UNSTERBLICHE REALITÄT
Wie wir durch wahre Vergebung unsere Welt neu gestalten

Auch als eBook

320 Seiten, Hardcover, oranges Leseband
Amra Verlag, € 22,99 [D]

ISBN 978-3-95447-193-5

Wie können wir unsere Realität frei und positiv gestalten? Durch eine Art Quanten-Vergebung. Sie ermöglicht einen neuen Umgang mit der Welt, außerhalb des Kreislaufs von Schuld und Sühne.

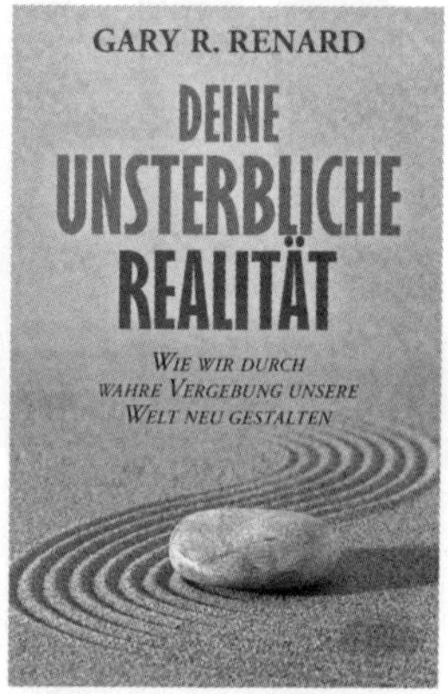

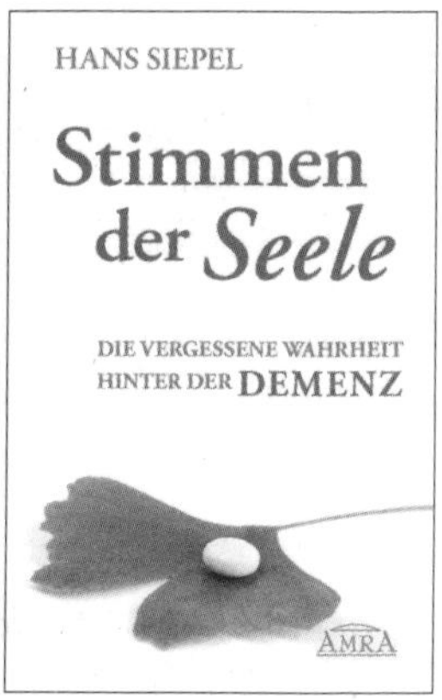

Hans Siepel
STIMMEN DER SEELE
Die vergessene Wahrheit hinter der Demenz

Auch als eBook

208 Seiten, Hardcover, oranges Leseband
Amra Verlag, € 16,95 [D]

ISBN 978-3-939373-77-3

Was ist Demenz? In welche Welt tritt der Geist des Betroffenen ein? Der Autor begleitete seine Mutter auf ihrem Leidensweg, und ihre Seele sprach. Gemeinsam fanden sie zu einer neuen Wirklichkeit.

Textauszüge, Videos und Hörproben auf www.AmraVerlag.de